餐饮食品安全与管理

张颖颖　谢玉敏　王丽梅 ◎ 主编

中国建材工业出版社

北　京

图书在版编目（CIP）数据

餐饮食品安全与管理/张颖颖，谢玉敏，王丽梅主编.--北京：中国建材工业出版社，2024.12
ISBN 978-7-5160-4083-6

Ⅰ.①餐… Ⅱ.①张… ②谢… ③王… Ⅲ.①饮食业－食品安全－安全管理－教材 Ⅳ.①R155.6

中国国家版本馆CIP数据核字(2024)第056725号

内容简介

本书是关于餐饮食品安全方面的著作，全书系统阐述了餐饮食品安全管理的基础内容，从食品中的危害因素、食源性疾病的预防与控制进行深入挖掘，透视了餐饮食品的安全控制、餐饮食品的质量检验与管理。本书内容全面，在写作中始终体现以知识为基础、以问题为导向、以运用为目的的编写原则，在内容取舍上，力求做到简明扼要，自成体系，可供相关领域教师、研究人员参考，对此领域感兴趣的读者也可阅读。

餐饮食品安全与管理
CANYIN SHIPIN ANQUAN YU GUANLI
张颖颖　谢玉敏　王丽梅　主编

出版发行：中国建材工业出版社
地　　址：北京市西城区白纸坊东街2号院6号楼
邮政编码：100054
经　　销：全国各地新华书店
印　　刷：北京四海锦诚印刷技术有限公司
开　　本：787mm×1092mm　1/16
印　　张：8.75
字　　数：160 千字
版　　次：2025 年 3 月第 1 版
印　　次：2025 年 3 月第 1 次
定　　价：88.00 元

本社网址：www.jskjcbs.com，微信公众号：zgjskjcbs
请选用正版图书，采购、销售盗版图书属违法行为

本书如有印装质量问题，由我社事业发展中心负责调换，联系电话：(010) 63567692

前　言

作为人类生活中不可或缺的一部分，饮食安全与管理一直以来都是引发广泛关注的议题。如今，消费者对饮食的需求更趋多样化，对食品的质量和安全性提出了更高的期望。在这样的背景下，加强对餐饮食品安全与管理的认知和实践显得尤为重要。

基于此，本书以“餐饮食品安全与管理”为题进行了研究。第一，从餐饮食品安全的角度切入，分析了餐饮食品安全管理、餐饮食品安全管理现状、餐饮食品安全管理的重大意义；第二，针对食品中的危害因素，包括食物安全的生物性危害、化学性危害、物理性危害、不确定风险进行深入探讨；第三，讨论了常见食源性疾病及其预防控制、食物中毒的预防及控制；第四，探究了餐饮食品安全控制的措施方法，如烹饪原料的安全控制、餐饮食品加工过程中的安全控制、备餐与分餐环节的安全控制、餐饮从业人员与加工场所的安全控制；第五，探索了餐饮食品质量检验基础、餐饮食品质量检验方法以及食品检验工作的质量管理。

本书注重将理论与实践相结合，读者不仅能够在学习过程中获得理论知识，也能够提高解决餐饮食品安全与管理问题的能力。

本书在写作过程中得到众多专家学者的指导和帮助，在此表示诚挚的谢意。书中难免有不足之处，希望读者和专家批评指正，以待进一步修改。

编　者

2024 年 5 月

目 录

项目一　餐饮食品安全概述

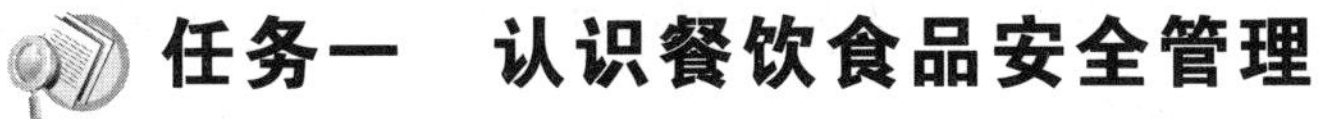

任务一　认识餐饮食品安全管理

一、食品安全

“保障公众健康是我国食品安全管理策略中不可或缺的一部分，食品安全则是其中的关键一环。”① 食品安全包括三个方面：食品量的安全、食品质的安全、食品可持续安全。

食品量的安全指一个国家或地区能够生产民众基本生存所需的膳食产品，要求人们能买得到、买得起生存生活所需要的基本食品。目前我国食品供给已不再是主要矛盾，而食品质量安全这一结构性矛盾则日益凸显。

食品质的安全以确保食品卫生、营养结构合理为基本特征，强调的是确保食品消费对人类健康没有直接或潜在的不良影响。具体来讲，食品质量安全是指提供的食品在营养、卫生方面满足和保障人们的健康需要，涉及食品的污染、是否有毒、添加剂是否违规超标、标签是否规范等问题，需要在食品受到污染之前采取措施，预防食品的污染和遭遇主要危害因素的侵袭。

食品可持续安全则要求食品的获取需要兼顾生态环境的良好保护和资源利用的可持续性，确保在任何时期都能持续、稳定地获得食品，使食品供应既能满足现代人的需要，又能满足人类后代的需要。

食品安全是一个复杂而综合的系统工程，需要在国家、地方和个体层面采取多方面的措施，确保食品的数量、质量和可持续性都得到有效的保障。只有在这三个层面都得到充分考虑和实施的情况下，才能够构建一个真正安全可持续的食品体系。

二、食品卫生

食品卫生指的是为防止食品在生产、收获、加工、运输、储存、销售等各个环节被有

---

① 张海东．基于食品安全现状探讨我国食品安全管理策略［J］．中国食品工业，2023（16）：52-54.

害物质污染，使食品有益于人体健康所采取的各项措施。食品卫生具有食品安全的基本特征，包括结果安全（无毒无害，符合应有的营养等）和过程安全（保障结果安全的条件、环境等安全）。

首先，结果安全是指食品在所有环节中都不含有毒有害物质，符合应有的营养要求。这确保了人们在食用食品时不会受到危害，而且能够从中获取到足够的营养。这一方面涉及食品的质量控制，确保其符合相关的卫生标准和法规；另一方面则关乎食品的营养成分，确保其满足人体生理需求。

其次，过程安全强调在食品的生产、处理、运输、贮藏等过程中采取一系列的措施，以防止任何有害物质的污染。这不仅包括了设备和环境的卫生，还关乎从业人员的卫生标准和操作规程。通过规范生产环节，建立完善的质量控制体系，确保食品在生产加工的过程中不受到任何外界的污染，从而保证了最终食品的安全性。

食品安全与食品卫生有两个明显的区别。首先，食品安全的范围更广，涉及食品的整个生产、加工、运输、销售等环节，而食品卫生通常不包括种植和养殖环节。其次，侧重点不同，食品安全更注重结果安全和过程安全的完整统一，而食品卫生更加偏向于过程安全，强调在食品生产的各个环节中采取有效措施以防止污染。

总体来说，食品卫生作为保障食品安全的一项重要措施，通过规范和监管食品生产的过程，确保食品不受有害物质污染，从而保障了人们食用食品的安全性和健康性。

三、食品安全风险

食品安全风险是指食品中各种对人体健康造成危害及产生不良作用的可能性及其强度。“食品安全风险的产生主要是由生物性、化学性、物理性因素构成的自然性因素与由社会经济活动主体行为构成的人源性因素所引发的，并且以直接或间接传导方式沿着供应链运动，积累到一定程度将诱发食品安全事件。”① 食品安全不存在零风险，因为从养殖、加工、运输、储存、销售到食用的整个食物链的过程中，有毒、有害物质或多或少都会进入食品中，比如重金属铅、黄曲霉毒素、致病菌等都是在食品种植、养殖及生产经营过程的食物链中被污染，造成食品安全风险。

食品在整个食物链过程中不是真空的，要想完全排除危害，目前任何一个国家都做不到，只要食品中含有有害物质，就不可能是零风险。关键的问题是食品中的有害物质是否

① 吴林海. 食品安全风险：引发因素、传导机制、演化特征及治理［J］. 江西社会科学，2023，43（9）：176-186.

对人体造成危害，食物中的有害物质要对人体造成危害必须达到一定的剂量。任何不安全的食品，需要以危害因素进入人体中的量为前提，当食品中存在的有毒有害物质达到可能对人体健康有影响的剂量时，也就是说，必须有证据证明食品对人体健康有危害或可能有危害，才能说这样的食品是不安全的食品。

因此，国家食品安全管理的任务，不是消除危害，而是将风险控制在可接受的范围内。各国政府为控制有害物质，制定限量标准来控制健康风险。只要有害物质的残留量低于国家食品安全标准的限量值，就不会对人体造成危害。

四、食品污染

食品污染是指食品在生产、加工、运输或储存的过程中受到有害物质的污染，导致食品的营养性、感官性和安全性发生不利于健康的改变。这一现象对人类健康构成了严重威胁，因为受污染的食品可能引发多种健康问题，从轻微的消化不适到严重的中毒甚至致命的疾病。常见的食品污染有生物性污染、化学性污染、物理性污染三大类。

食品污染的防控需要综合考虑从生产到消费的各个环节，包括严格的食品安全管理体系、加强对食品生产和加工的监管、提高公众的食品安全意识等。只有通过全社会的共同努力，才能有效减少食品污染的发生，确保人们食用的食品安全、健康。

五、食品安全管理

食品安全管理是一项涵盖从生产到消费全过程的系统工程，旨在确保食品的生产、加工、运输、储存和销售等各个环节都符合卫生安全标准，以保障公众的健康。食品安全管理涉及多个方面，包括法规制度、生产流程控制、检验检测体系、信息公开与沟通等。

第一，法规制度是食品安全管理的基础。各国都制定了一系列法规和标准，规定了食品生产和经营过程中应该遵循的基本原则和要求。这些法规通常包括对食品质量、卫生标准、食品添加剂使用、农药残留限量等方面的规定。生产企业和从业人员必须严格按照这些法规执行，否则将受到法律责任的追究。

第二，生产流程控制是确保食品安全的重要环节。生产企业应该建立科学合理的生产工艺，采用适当的生产设备和技术，确保食品生产过程中的卫生、安全和质量。这包括从原材料采购、生产加工、包装到运输、储存等全过程的控制。生产过程中需要进行严格的卫生管理、员工培训，确保食品在生产过程中不受到污染。

第三，检验检测体系是食品安全管理的重要支撑。通过对食品样品的检测，可以及时发现潜在的安全隐患，防止不合格产品流入市场。检验检测体系包括对食品中有害物质、微生物、化学成分等的监测，确保食品符合卫生标准。定期的检验检测可以帮助企业及时调整生产流程，确保产品的合格率。

第四，信息公开与沟通也是食品安全管理中不可忽视的一环。对于消费者而言，他们需要了解食品的生产过程、成分、保质期等关键信息，以做出明智的购买决策。而企业需要及时向公众披露产品质量信息，回应消费者关切。透明的信息传递可以建立起消费者和企业之间的信任，促进整个食品供应链的透明度。

综合而言，食品安全管理是一项复杂而系统的任务，需要政府、企业和消费者共同努力。通过建立健全的法规制度、科学的生产流程控制、有效的检验检测体系以及信息公开与沟通机制，才能全面提高食品安全水平，保障人们的身体健康。

任务二　餐饮食品安全管理现状

一、食品安全水平不断提升

食品安全是一个国家和社会关注的重要议题，而目前我国的食品安全水平正呈现不断提升的趋势。

首先，食品安全保障体系的基本建设已经取得显著成就。政府在制定和实施相关法规政策方面取得了积极进展，建立了一系列监管机构和监测体系，以确保从生产到消费各个环节都能够受到有效监管和控制。这为提高食品安全水平奠定了坚实基础。

其次，食品安全检测数据的向好表明我国在食品质量监测方面取得了明显的提高。通过加强对食品质量的监测和检测工作，政府和相关部门能够及时发现和处置潜在的食品安全隐患，保障了人民的身体健康。这种积极的监测体系不仅提高了对问题食品的识别速度，也对整个食品产业形成了一种有效的震慑机制，使生产企业更加注重产品质量。

最后，我国食品工业的崛起使其成为国内第一大制造业。随着科技的进步和生产工艺的不断创新，我国的食品工业逐渐发展成为一个具有竞争力的领域。这不仅为提高食品质量提供了技术支持，也为规范生产提供了更多的手段。食品工业的发展带动了整个产业链的提升，为提高食品安全水平创造了有利条件。

总体而言，我国食品安全水平的提升得益于政府的有效监督和管理，以及食品产业的不断发展。因此，仍然需要继续加大监管力度，推动科技创新，提高从业人员的意识，以确保食品安全水平持续提升，为人民提供更加安全、健康的食品。

二、食品安全隐患依然严峻

我国食品安全水平正在不断提升，但当前仍存在一系列严峻的问题，表现在以下五个方面。

第一，从国内来看，重大食品安全事件依然呈增多的态势。这种情况可能与一些企业在生产和加工中存在不规范、不合规的行为有关，导致一些食品安全隐患得不到有效遏制。这对公众的信心造成了影响，也加大了监管的难度。

第二，从国际角度看，我国出口食品受阻。由于一些食品安全问题的曝光，国际市场对中国食品的信任度下降，导致一些出口食品受到限制或禁止。这不仅损害了我国食品产业的声誉，也对我国对外贸易形成了不小的压力。

第三，我国食品安全问题多发、频发的形势仍然严峻。尽管已经建立了一系列监管措施和检测体系，一些食品安全问题依然层出不穷。可能原因包括监管不力、企业追求利润而忽视质量等多方面因素。

第四，消费者对我国食品安全现状的总体满意度有待提高。由于长期存在食品安全问题，一些消费者对市场上的食品产生了担忧，导致整体满意度较低。这进一步凸显了食品安全问题对社会的负面影响。

第五，我国面临食品营养缺乏和过剩的双重挑战。在西部欠发达地区，人们仍然存在营养缺乏的问题，而在其他地区，营养失衡引发的慢性代谢性疾病高发。这需要在保障食品安全的同时，更加注重食品的营养平衡，以满足人民对健康饮食的需求。

综合而言，我国尽管在食品安全方面取得了一些成绩，但问题依然突出。为了提高食品安全水平，需要加强监管力度，加大法律法规的力度，提高企业的自律意识，增强公众的食品安全意识，以共同促进我国食品安全水平的全面提升。

任务三 餐饮食品安全管理的重大意义

餐饮食品安全管理对于社会的重要性不可忽视，其重大意义体现在多个方面，具体如下。

一、餐饮食品安全直接关系到公众的身体健康

食品安全是与公众身体健康密切相关的一个重要问题。

首先，餐饮食品安全直接关系到个体的身体健康。食品安全问题可能导致食物中毒，这是一种由于摄入受污染或不洁净的食品而引起的急性健康问题。食物中毒的症状包括呕吐、腹泻、发热等，严重的情况甚至可能危及生命。个体在摄入有问题的食品后，其身体健康将直接受到威胁，可能需要医疗干预以恢复健康。

其次，食品安全问题还可能导致传染病的传播。如果食品受到细菌、病毒等病原体的污染，人们在食用这些食品时可能会感染疾病。这种传染病的传播不仅对个体造成危害，也可能在社会范围内引发疾病的暴发。传染病的扩散速度较快，可能对社会的公共卫生产生重大影响，甚至引发流行病。

在极端情况下，食品安全问题可能威胁到生命。某些有毒物质或微生物污染的食品，如果大量被消费，可能导致严重的中毒症状，甚至致命。这种情况不仅对个体的生命构成威胁，也对社会的整体安全产生极大的负面影响。因此，确保餐饮食品的安全性至关重要。

除了对个体的身体健康构成威胁，食品安全问题还会对整个社会的公共卫生产生负面影响。一旦出现食品安全问题，可能会引发公共恐慌，导致社会不安定。此外，大规模的食品中毒事件可能会给医疗系统带来沉重的负担，增加医疗资源的紧张程度。因此，保障餐饮食品的安全，不仅是个体健康的问题，也是社会公共卫生的大事，需要政府、企业和公众共同努力来保障。

二、餐饮食品安全管理关系到国家的社会稳定

餐饮食品安全管理与国家社会稳定密切相关，其关系在于食品安全问题可能引发公众的广泛恐慌和不满，甚至可能导致社会动荡。在这一背景下，建立健全的餐饮食品安全管理体系至关重要。通过建立有效的监管机制和完善的管理体系，可以及时发现和解决潜在的食品安全问题，从而提高公众对食品安全的信心。一个强大的食品安全管理体系不仅仅是为了应对已经发生的问题，更是为了预防潜在的危机，保障公众的健康权益。

在社会层面，餐饮食品安全管理体系的建立有助于维护社会的稳定和安宁。公众对食品安全的信任是社会秩序保持稳定的基石之一。一个健全的管理体系可以提升对食品产业的监管水平，确保餐饮行业在生产和销售过程中符合安全标准，减少食品安全事故的发生。

此外，一个有效的管理体系还可以提高社会对相关机构和政府的信任感。公众对政府和监管机构的信任是社会和谐的关键因素之一。通过建立透明、负责任的食品安全管理体系，可以增强社会的信任感，减少因食品安全问题而引发的社会不满和抵触情绪。

餐饮食品安全管理不仅仅是为了保障食品质量和公众健康，更是关系到国家社会稳定的重要因素。通过建立健全的管理体系，可以有效预防和解决食品安全问题，提高社会的信任感，从而为国家的社会稳定和安宁做出积极贡献。

三、餐饮食品安全管理对促进经济发展具有积极作用

一个有良好食品安全记录的餐饮行业更容易吸引消费者，推动行业的健康发展。消费者通常更愿意选择那些能够保障食品安全的餐饮场所，这不仅增加了企业的客户群体，还提高了人们对餐饮行业的信任度。相反，由于食品安全问题而导致的行业信任危机可能导致企业破产，从而对经济造成不可逆转的损害。企业的信誉是经济发展的基石，而食品安全作为一个重要的信任要素，对餐饮行业的可持续发展具有关键性的影响。

四、餐饮食品安全管理影响国际贸易和国际形象

目前，食品安全已经成为国际交往中的一项重要问题。若一个国家的餐饮食品安全管理不力，可能导致其产品在国际市场上受到质疑，进而影响整个国家的国际形象和声誉。其他国家和地区可能对该国的食品产生不信任，导致贸易壁垒，甚至可能受到国际社会的谴责。因此，建立健全的餐饮食品安全管理体系不仅有助于保护国内消费者的权益，也是确保国家在国际贸易中具备竞争力的重要一环。

总体而言，餐饮食品安全管理的重大意义不仅仅体现在保障公众身体健康，还关系到社会的稳定、经济的发展以及国家在国际舞台上的形象。因此，餐饮食品安全管理不仅是保障公众身体健康的必要措施，也是维护社会和谐稳定的关键环节。政府和企业在食品生产、加工和销售的各个环节都应该加强监管，强化质量管理体系，提高从业人员的食品安全意识，以确保食品从生产到消费的全过程都符合科学的卫生标准，为公众提供安全可靠的餐饮食品。这不仅有助于促进国家经济的可持续发展，也有助于构建一个更加健康、和谐的社会。

项目二　食品中的危害因素

任务一　食品安全的生物性危害

一、生物性危害的定义

生物性危害主要是指生物（尤其是微生物）本身及其代谢过程、代谢产物（如毒素）、寄生虫及其虫卵和昆虫对食品原料、加工过程和产品的污染。生物性危害包括有害的细菌、致病性真菌、病毒、寄生虫、藻类和它们产生的某些毒素。

生物性危害的源头是活体生物，可能是微生物、细菌、病毒、真菌等，这些生物能够通过其自身的生命活动产生具有危害性的物质或通过直接接触引发危害。举例而言，食物中的细菌、寄生虫或真菌产生的毒素、酶等都属于生物性危害的范畴。

生物性危害通常与食品的成分和营养有直接关系。由于生物性危害的源头往往是微生物或其代谢物，这些微生物可能在食品中寻找到适合其生存和繁殖的条件，从而导致食品中的成分发生变化。例如，细菌可以通过分解食品中的蛋白质、糖类等营养成分产生毒素，这些毒素可能对人体健康产生危害。此外，一些寄生虫也可能通过寄生在食品中的动植物组织中，引起食品污染，从而危及人体健康。

生物性危害对食品安全构成潜在威胁，因此，在食品生产、加工和储存过程中需要采取一系列措施来预防和控制生物性危害的发生。这些措施包括严格的卫生标准和操作规程、定期的食品检验和监测，以及采取适当的食品处理和储存方法，以防止微生物的生长和繁殖。此外，教育和宣传也是预防生物性危害的重要手段，可以提高公众对食品安全的认识，促使人们在购买、处理和食用食品时更加谨慎和注意。通过综合的管理和控制措施，可以有效降低生物性危害对食品安全的威胁，保障人们的饮食健康。

二、生物性危害的类型与特点

（一）细菌的危害

细菌污染是影响食品安全的主要原因之一。细菌性食物中毒在公共卫生上占有重要地位。细菌性食物中毒发生的原因，往往是由于食品被致病性微生物污染后，在适宜的条件下，微生物急剧大量繁殖，使食品中含大量细菌或活的致病菌或它们产生的毒素，以致食用后引起中毒。

根据引起中毒原因的不同，细菌性食物中毒可分为感染型食物中毒、毒素型食物中毒和混合型食物中毒三大类。凡是由于人们食用含大量病原菌的食物引起消化道感染而造成的中毒称为感染型食物中毒，凡是由于人们食用因细菌大量繁殖而产生毒素的食物所造成的中毒称为毒素型食物中毒，但有时候食物中毒常常是由毒素型和感染型两种协同作用引起的，这种类型的中毒称为混合型食物中毒。

根据临床表现的不同，食物中毒又可分为胃肠型食物中毒和神经型食物中毒两类。胃肠型食物中毒在临床上较常见，其特点是潜伏期短，集体发病，大多数伴有恶心、呕吐、腹痛、腹泻等急性胃肠炎症状。引起胃肠型食物中毒的细菌很多，常见的有沙门氏菌属、副溶血性弧菌、变形杆菌、致病性大肠杆菌、蜡样芽孢杆菌、李斯特氏菌、空肠弯曲杆菌及金黄色葡萄球菌等；神经型食物中毒主要是肉毒梭菌毒素中毒，能引起眼肌或咽部肌肉麻痹，重症者还可影响脑神经，若抢救不及时，可引起死亡且死亡率很高。

（二）霉菌的危害

霉菌是真菌的一部分。霉菌在自然界分布极广，其中与食品安全关系密切的霉菌大部分属于半知菌纲中的曲霉属、青霉属和镰刀菌属。霉菌毒素是霉菌产生的有毒代谢产物。以下以黄曲霉毒素为例，探讨霉菌的危害与预防。

1. 霉菌生长和产毒的影响条件

（1）水分。一般而言，微生物在含水分多的食品中容易生长，而在含水分少的食品中不易生长。

（2）温度。在 20~28℃温度下大部分霉菌都能生长，最适温度为 25℃。小于 0℃和大于 30℃，霉菌的生长显著减弱。

（3）基质。霉菌的营养来源主要是糖、少量氮和无机盐，因此极易在含糖的饼干、面包等食品上生长。

2. 黄曲霉毒素的特性与产毒条件

黄曲霉毒素（AFT）是黄曲霉和寄生曲霉中一部分产毒菌株的代谢产物。

（1）化学结构与特性。目前已确定结构的黄曲霉毒素有 20 多种，根据其在紫外光照射下发出荧光颜色的不同，可分为 B 系和 G 系两大类。其毒性与结构有关。在天然食品中

以黄曲霉毒素 B_1（AFB_1）的污染最为常见，其毒性和致癌性也最强，故在食品监测中常以黄曲霉毒素作为黄曲霉毒素污染的指标。

（2）产毒条件。黄曲霉和寄生曲霉不同产毒株的产毒能力差异很大。环境相对湿度（80%~90%）、温度（25~32℃）、氧气（1%以上）也是其产毒所必需的条件。此外，天然基质（花生、玉米、大米）比人工培养基产毒量高。

3. 黄曲霉毒素对食品的污染

我国长江沿岸及长江以南地区黄曲霉毒素污染严重，北方各省污染较轻。各类食品中，以花生、花生油、玉米的污染最为严重，大米、小麦、面粉污染较轻，豆类很少受到污染。其他许多国家的农产品也存在黄曲霉毒素的污染，尤其热带和亚热带地区食品的污染较重。目前多个国家制定了食品和饲料中黄曲霉毒素的限量标准，世界各国还在进一步降低食品中黄曲霉毒素的限量标准，使之达到尽可能低的水平。

4. 黄曲霉毒素的毒性

黄曲霉毒素有很强的急性毒性、慢性毒性和致癌性。

（1）急性毒性。就其急性毒性而言，黄曲霉毒素被认定为一种剧毒物质，对多种动物和人类均表现出强烈的急性毒性。这种毒素主要对肝脏产生严重的毒性影响，可能导致肝细胞坏死、胆管上皮增生、肝脂肪浸润以及肝内出血等急性病变。即使是摄入极少量的黄曲霉毒素，也可能引起肝纤维细胞增生，最终发展成肝硬化等慢性病变，这强调了其在长期暴露下的潜在危害。

（2）慢性毒性。这种慢性毒性的主要表现之一是生长障碍，这对于正在生长发育中的儿童尤为危险。除此之外，慢性肝损伤也是一项重要的慢性毒性症状，表现为亚急性或慢性的肝功能损害。其他潜在症状包括食物利用率下降、体重减轻、生长发育缓慢，以及在畜牧业中观察到的母畜不孕或产仔少等问题，都可能与长期暴露于黄曲霉毒素之中有关。

（3）致癌性。黄曲霉毒素可以诱发肝癌，进一步表明其对肝脏组织的危害。不仅如此，该毒素还可导致其他脏器的肿瘤，包括胃、肾、直肠、乳腺、卵巢、小肠等。这意味着黄曲霉毒素可能通过多种途径对机体进行致癌作用，增加了其危害的多样性和广泛性。

黄曲霉毒素引起急性中毒症状的临床表现是多方面的，其主要症状包括发热、呕吐、厌食和黄疸。这些症状往往是急性中毒的典型表现，反映了黄曲霉毒素对肝脏的急性毒性影响。发热可能是由于炎症反应和体内代谢异常引起的，呕吐和厌食则表明消化系统受到影响。而黄疸则是由于肝脏受损导致胆红素无法正常排泄，进而在体内积聚的结果。随着中毒的发展，患者可能出现腹水和下肢浮肿等症状，这表明黄曲霉毒素的影响不仅限于肝脏，还可能涉及其他器官系统。在病情恶化的情况下，严重者可能很快死亡，凸显了黄曲霉毒素在急性中毒过程中的危险性。

除了急性中毒症状，黄曲霉毒素与人类肝癌的关系也引起了广泛关注。流行病学调查显示，在我国和其他国家，人群膳食中黄曲霉毒素的水平与原发性肝癌的发生率之间存在一定程度的正相关关系。这意味着在摄入黄曲霉毒素含量较高的地区，肝癌的患病率也相对较高。这种相关性提醒人们黄曲霉毒素可能是原发性肝癌发病的一种环境因素，其通过长期膳食中的摄入引起肝脏慢性损害，最终可能导致肝癌的发生。

这种关系的理解对于公共卫生和食品安全至关重要。监测食品中黄曲霉毒素的含量、采取预防措施以减少人们的暴露，对于降低原发性肝癌的发病率具有积极的意义。因此，对于潜在受到黄曲霉毒素影响的地区，应该加强监管，制定相关标准，并通过科学宣传和教育，提高公众对食品安全的认识，从而降低患病风险。

5. 黄曲霉毒素的预防措施

（1）防霉。预防食品的霉菌污染是预防的最根本措施，其主要措施有以下方面。

第一，降低温度。将粮食存放在低温环境中是有效预防霉菌污染的手段。为此，通常采用小圆仓、地下仓和升降仓等设施进行储藏。在这些仓储中，可以设置监测温度和湿度的仪器，以及时了解粮食的温湿度状况，及时采取措施以避免发热问题的扩大。

第二，降低水分。收获后的五谷应尽早去除多余水分，可以通过晾晒、风干、烤干或添加吸湿剂（如生石灰）等方式实现。降低水分有助于减缓霉菌的繁殖，防止食品发霉。

第三，除氧。采取密封措施，并填充惰性气体，如氮气，以及在垛底或垛顶上加入一些生石灰，有助于减缓食品中的氧气含量，从而抑制霉菌的生长。

第四，减少粮粒损伤，防止霉菌的侵入。减少粮食在收获、运输和储存过程中的损伤，可以有效地防止霉菌侵入。损伤的粮粒容易受到霉菌的感染，因此，谨慎处理和储存是至关重要的。

第五，培育抗霉品种。通过遗传育种的方式，培育具有抗霉性的植物品种，是一种可行的方法。这样的品种在自然条件下更能抵御霉菌的侵害。

第六，加化学药物。市场上尽管有许多抗真菌的化学药物，但其效果参差不齐。目前，利用环氧乙烷等化学药物对粮食进行杀霉处理，效果相对较好。

第七，加强田间管理。在粮食生长的过程中，通过加强田间管理，包括合理施肥、灌溉、防治病虫害等，可以保持植物的健康状况，减少霉菌侵害的可能性。

综合运用这些预防措施，可以有效地减少食品霉菌污染的风险，确保食品的安全和质量。同时，粮食产业的从业者和管理者需要密切关注技术创新，不断改进预防措施，以适应不断变化的环境和市场需求。

（2）去毒。去毒是指通过一系列方法来减少或消除食物中的有害物质，保障人们食用的食品安全。在这方面，针对霉粒的去毒方法有多种，其中包括挑选并剔除霉粒、碾压水洗、油碱炼、物理吸附以及紫外线去毒。

第一，挑选并剔除霉粒。挑选并剔除霉粒是一种常见而有效的去毒方法。通过仔细挑选食材，去除表面有明显霉斑的食材，可以大大降低霉菌毒素的摄入量。这对于确保食品安全至关重要，尤其是对于易受霉菌污染的谷物和坚果等食材。

第二，碾压水洗。碾压水洗适用于含有少量黄曲霉毒素的米类食品。通过手工搓揉并反复冲洗，有助于将黄曲霉毒素从食材表面冲刷掉，达到相对安全的食用标准。

第三，油碱炼。油碱炼是一种基于黄曲霉毒素的化学特性的去毒方法。黄曲霉毒素在碱性条件下容易被破坏，因此，可以利用甲基胺、NaOH 等碱性物质，通过油碱炼的方法来减少或降低污染黄曲霉毒素的含量，从而提高油品的安全性。

第四，物理吸附。物理吸附是一种通过吸附剂将有害物质从食品中分离的方法。白陶土和活性炭是常用的吸附剂，它们具有良好的吸附性能，可以有效地减少花生油中的黄曲霉毒素含量，提高油品的质量和安全性。

第五，紫外线去毒。紫外线去毒是一种利用紫外线照射来破坏黄曲霉毒素的方法。紫外线具有较强的杀菌和去毒效果，通过照射可以有效地降低食品中的霉菌毒素含量，提高食品的安全水平。

对于不同类型的霉菌污染，可以采用多种方法相结合的方式进行去毒处理，以确保食品的安全性和可食性。在实际操作中，应根据具体情况选择合适的去毒方法，同时要保持食材的新鲜和卫生，以最大限度地保障食品安全。

（3）限制食品中的黄曲霉毒素含量。限制食品中的黄曲霉毒素含量是一项重要的食品安全措施，对于保护公众健康具有重要意义。我国已经制定了多种食品中黄曲霉毒素的限量标准，这些标准旨在确保食品中的黄曲霉毒素含量在安全范围内。此外，国外许多国家也已经制定了类似的食品及饲料中黄曲霉毒素的限量标准或相关法规。这些限量标准的制定是基于对黄曲霉毒素的深入研究和了解，以及对其对人体健康可能造成的危害的认识。

黄曲霉毒素是由霉菌产生的一类有毒物质，主要存在于一些粮食和食品中。长期摄入过量的黄曲霉毒素可能导致多种健康问题，包括肝脏损害、免疫系统抑制等。因此，通过设定合理的限量标准，可以有效降低公众暴露于黄曲霉毒素的风险，保护食品安全和公众健康。

为了确保这些限量标准的执行，加强监督监测是至关重要的。监督监测可以通过对生产过程、食品流通链以及市场上的食品进行定期检查和抽样检测来实施。对于发现黄曲霉毒素超标的食品，相关部门应立即采取有效措施，包括禁止生产、销售和食用，并追溯产品的来源，以便追究责任。这不仅有助于消除潜在的食品安全隐患，也能够强化对生产者和经销商的监管压力，推动他们更加注重产品质量和安全。

总体来说，限制食品中的黄曲霉毒素含量是一项必要的预防措施，能够有效降低公众暴露于这一有害物质的风险。通过制定严格的限量标准、加强监督监测，并对违规行为进行严厉处罚，可以建立起一个有力的食品安全保障体系，确保人们在食用食品时不会受到黄曲霉毒素的危害。这也体现了国家对公众健康的高度关切和责任心。

（三）病毒的危害

1. 病毒的类型

病毒是一类微小的传染性病原体，它们可以感染生物体的细胞，并利用它们的生物机制来复制自己。

（1）引起胃肠炎的病毒，有柯萨奇病毒、轮状病毒、诺如病毒等。这些病毒通常通过飞沫传播或接触传播，感染人体的胃肠道，引起腹泻、呕吐等症状。轮状病毒在婴幼儿中较为常见，可能导致严重的脱水症状。

（2）经肠道传播的病毒性肝炎，包括甲型、乙型、丙型和丁型等。其中，甲型肝炎病毒（HAV）是引起肝部疾病的一种病毒，其表现症状通常包括不适感和呕吐，随后可能出现黄疸。甲型肝炎病毒主要通过粪口途径传播，而非在人的肠道中繁殖后转移到其他器官，该病毒主要影响肝脏，但也可能影响其他器官，如中枢神经系统。

2. 食源性病毒的特征

（1）食源性病毒的感染剂量相对较低，仅需极少量的病毒即可引起感染。这使食源性病毒容易引起二次感染，因为人体免疫系统可能无法完全清除所有感染的病毒，从而留下机会进行二次感染。

（2）食源性病毒通常可以在感染者的粪便中排出大量病毒粒子。这一特点导致了通过粪—口途径的传播，尤其是在食品处理和卫生条件较差的环境中，粪便中的病毒容易污染食品和水源。

（3）食源性病毒在环境中相当稳定，对酸有一定的耐受性。这意味着即使在一些不太理想的环境条件下，病毒仍然能够保持活跃，增加了其在环境中的存活时间，进而提高了感染的可能性。

（4）食源性病毒具有宿主特异性，即被感染的人是主要的传染源。这使控制感染的关键在于防止受感染个体向食品和水源中排放病毒，以及减少食品和水源中的病毒污染。

（5）食源性病毒的传染性强，因此，一旦食品或水源被污染，就有可能传播给人。不卫生的操作，如卫生条件较差的盥洗室，或者污染的水源，都可能成为传播的途径。这也强调了在食品加工和水处理中维持高标准的卫生措施的重要性。

（6）食源性病毒需要特异活细胞才能繁殖，因此，在食品或水中不会增殖，但可以存活较长时间。热处理是一种有效的手段，可以用于消灭这类病毒，因为它们无法形成孢子，而高温可以使其失活。因此，烹饪和其他热处理方法对防止食源性病毒的传播至关重要。

综合来看，了解食源性病毒的特征对于开发有效的预防和控制策略至关重要。从食品生产到食品消费的整个过程都需要执行高度的卫生标准和监测措施，以减少食源性病毒的传播风险。

（四）寄生虫的危害

1. 常见寄生虫种类

（1）贾第鞭毛虫。贾第鞭毛虫是导致世界范围内肠胃炎的最主要原生动物。其幼虫对人类和动物也是致病的，能感染一类以上的宿主。但幼虫生命周期的一部分是以包囊形式存在，从而使其在宿主体外冷湿环境下能生存很长时间，但在煮沸或冷冻条件下很容易杀死。

（2）痢疾阿米巴。痢疾阿米巴主要寄生于结肠内，引起阿米巴痢疾或阿米巴结肠炎。痢疾阿米巴也是肉足虫纲中最重要的致病种类，在一定条件下，并可扩延至肝、肺、脑、泌尿生殖系统和其他部位，形成溃疡和脓肿。

（3）小隐孢子虫。小隐孢子虫是引起隐孢子虫病的其中一种病原寄生虫，主要寄生在哺乳动物的肠道，该寄生虫感染的主要途径是饮用了含小隐孢子虫卵囊的水，作为水源性疾病的致病物质，对氯有较高的抗性，易通过食品进行传播。

（4）旋毛虫。旋毛虫幼虫寄生于肌纤维内，一般形成囊包，囊包呈柠檬状，内含一条略弯曲似螺旋状的幼虫。囊膜由两层结缔组织构成，外层甚薄，具有大量结缔组织；内层透明玻璃样，无细胞，主要寄存在肉制食品中。

（5）肥胖带绦虫。肥胖带绦虫曾称作肥胖带吻绦虫，又称牛带绦虫、牛肉绦虫或无钩绦虫等，在我国古籍中也被称作白虫或寸白虫。人是其唯一终宿主，孕卵节片随粪便排出后，为中间宿主黄牛、水牛等吞食后，在其体内形成囊尾蚴，人们进食不熟的带囊尾蚴的牛肉后受感染。

（6）链状带绦虫。链状带绦虫也称猪肉绦虫、猪带绦虫或有钩绦虫，是中国主要的人体寄生绦虫。生有囊尾蚴的猪肉，俗称“豆猪肉”或“米心肉”。人因吃入未煮熟的并含有囊尾蚴的猪肉而感染。囊尾蚴也会寄生在人的肌肉、脑、眼等处，引起囊虫病。人是猪肉绦虫的终宿主，也可作为其中间宿主；猪和野猪是主要的中间宿主。

（7）猪囊虫。猪囊虫又称猪囊尾蚴虫，是猪带绦虫的幼虫，多寄生在中间宿主的横纹肌肉、脑、眼，其他器官也常有寄生。

（8）管圆线虫。管圆线虫系动物寄生虫，最早在广东家鼠体内发现。预防主要是不食用生的或半生的中间宿主或转续宿主，不生食蔬菜、水果，不饮生水。

2. 寄生虫的特点

寄生虫是一类生活在其他生物体内，从宿主中获取养分的生物。它们具有一系列独特的特点，这些特点使它们与其他生物有所区别。

（1）寄生虫在宿主的肉体内不能繁殖。与一些其他生物不同，寄生虫通常依赖于宿主的体内环境来完成其生命周期的不同阶段。这导致它们在宿主体内寻找适当的环境来完成生殖和发育。

（2）寄生虫在食品中不能进行复制。与一些细菌和真菌不同，寄生虫通常不以食物为媒介进行自身的繁殖。它们更倾向于通过感染宿主体内的细胞或组织来完成繁殖过程。

（3）寄生虫具有热敏性。这意味着它们对环境温度的变化非常敏感。这一特点在寄生虫的生命周期中起着重要的调节作用，因为它们的发育和繁殖通常受到环境温度的影响。

（4）一些寄生虫对冷敏感，如异尖线虫。这表明温度对不同寄生虫的影响可能是多样化的，并且寄生虫可能在特定温度范围内才能完成其生命周期的关键阶段。

（5）一些病原性寄生虫可以通过食品或水进行传播。这是寄生虫引起人类和动物疾病的重要途径之一。当受感染的食物或水被摄入时，寄生虫可以侵入宿主体内，引发疾病。

综合而言，寄生虫的特点使其在生态系统中扮演着独特而重要的角色。了解这些特点有助于更好地理解寄生虫的生态学、生物学特性以及与宿主之间的复杂相互作用。

3. 食源性寄生虫的预防

（1）对于生吃的蔬菜和水果，要确保彻底清洗。蔬菜和水果可能受到土壤或水源中的污染，通过仔细清洗，可以有效地去除潜在的寄生虫卵附在表面上的污染物。

（2）避免喝生水，确保饮用的水经过煮沸或其他适当的处理。生水中可能存在各种寄生虫的虫卵，通过饮用经过处理的水可以有效地杀灭这些寄生虫，从而减少感染的风险。

（3）生熟砧板要分清，以预防交叉污染。在食物准备过程中，生肉和生食物应该与熟食物分开处理，使用不同的砧板和刀具，以避免将潜在的寄生虫污染传播到已烹饪或即将烹饪的食物上。

（4）尽量避免生食海鲜，如果选择食用生鱼片等生海鲜，应选择经过冷冻处理的产品。冷冻可以有效地杀灭一些寄生虫的卵囊，降低感染的风险。在选购和准备海鲜时，应选择可靠的供应商，并确保产品符合卫生标准。

通过这些预防措施，可以有效地降低食源性寄生虫感染的风险，保障食品安全，提高人们的健康水平。个人和社区应该共同努力，加强对食源性寄生虫预防知识的宣传，促使人们养成良好的食品安全习惯。

（五）昆虫与啮齿类动物的危害

1. 昆虫危害

昆虫危害在食品安全领域是一个常见且严重的问题，其影响涉及食品的质量和卫生。

（1）昆虫虫卵对食品的污染。昆虫虫卵可能通过直接附着在食品表面的方式对其进行污染。这种直接的接触可能发生在食品的生长、加工、储存和运输过程中。虫卵的附着可能由于食品暴露在环境中或者存储条件不当而发生。这样的污染不仅影响了食品的外观，还可能引入昆虫的微生物负荷，对人体健康构成潜在威胁。

（2）昆虫破坏食品保护层。①细菌、酵母和霉菌的侵害。昆虫在破坏食品的外部保护层后，为细菌、酵母和霉菌等微生物提供了侵入的机会。食品的外部保护层通常在防止微生物侵入和保持食品新鲜度方面发挥着重要作用。一旦昆虫破坏了这个层面，微生物可能轻而易举地渗透到食品内部，导致腐败、变质和食品质量下降。②微生物的繁殖。昆虫引入的微生物不仅仅是一次性的问题。一旦微生物侵入食品，它们可能在适宜的环境条件下迅速繁殖，加速食品的腐败过程。这不仅影响了食品的口感和质地，还可能产生有害物质，对消费者的健康构成威胁。

（3）昆虫危害的应对措施。在食品行业，为了有效地应对昆虫危害，必须采取一系列的预防措施，包括：①严格的卫生和清洁措施，以减少昆虫进入食品生产和加工环节的机会；②使用合适的包装和储存方式，以减少食品表面的暴露，防止昆虫虫卵的附着；③实施定期的检查和监测措施，以早期发现并处理昆虫侵害问题；④在食品供应链的各个环节中实施严格的质量控制标准，确保食品的整体质量和安全性。

通过这些综合性的措施，可以最大限度地减少昆虫危害对食品安全和质量造成的负面影响。

2. 啮齿动物危害

（1）啮齿动物在食用食物时会导致食物的污染，这是因为它们常常携带大量的腐败细菌，这些细菌可能来源于它们生活环境中的各种垃圾和污染物。当啮齿动物接触到食物时，这些细菌可能传播到食物表面，导致食物受到污染。这不仅影响了食物的质量，还可能对人类健康造成潜在威胁，因为这些细菌可能引发食源性疾病。

（2）啮齿动物的排泄物中含有大量细菌，这也是一种食物污染的来源。当啮齿动物在食物存储区域或食物周围活动时，它们的排泄物可能直接接触到食物或者通过空气中的微粒传播到食物表面，从而引入细菌。这种污染方式可能更为严重，因为排泄物中的细菌可能更容易繁殖和传播，增加了食物被细菌污染的风险。

（3）啮齿动物常常通过破坏食物的保护层给细菌、酵母和霉菌提供了可乘之机。食物的保护层通常是指其外表面的一层保护性物质，如果皮、壳等。这些保护层有助于防止外部细菌和霉菌的侵害。然而，啮齿动物通过啃食、切割或挖掘等行为可能破坏食物的这种天然保护层，得外界的细菌、酵母和霉菌得以进入食物内部，加速食物的腐败和变质。

啮齿动物对食物的污染和对食物保护层的破坏会直接威胁到人类的健康和农业的生产。因此，采取有效的防治措施，包括食物储存和卫生管理的改进、啮齿动物的防治等，是至关重要的。

（六）生物毒素的危害

食品中的毒素是指生物毒素，它包括动物毒素、植物毒素和微生物毒素。

从来源的角度来讲，食品中的自然毒素被分成五个主要类别：霉菌毒素、细菌毒素、藻类毒素、植物毒素和动物毒素。前三种属于生物污染剂，生物污染剂是微生物分泌的有毒物质。它们或者是直接在食品中形成，或者是食物链迁移的结果。后两类是固有成分，对人和动物都有害。

1. 霉菌毒素

霉菌可以产生剧毒，在正常的情况下会诱发动物癌变，霉菌毒素是霉菌的第二代谢产物。霉菌毒素主要是指霉菌在其所污染的食品中产生的有毒代谢产物，它们可通过饲料或食品进入人和动物体内，引起人和动物的急性或慢性毒性，损害机体的肝脏、肾脏、神经组织、造血组织及皮肤组织等。霉菌中毒主要有肢体坏死，白细胞缺乏症如口腔、食管和胃的坏死，败血症，特异质出血，骨髓的枯竭等症状。

2. 藻类毒素

氮和磷等植物营养元素的污染可引起水体富营养化，导致有些藻类疯长，在多数富营养水体中，蓝藻数量多且为优势种，但也有部分湖泊中绿藻为优势种。由于淡水富营养化引起蓝藻（严格意义上应称为蓝细菌）、绿藻、硅藻等疯长而形成“水华”，使水体呈蓝色、绿色或其他颜色。形成“水华”的这些藻类可产生大量藻毒素使水源污染，藻毒素可通过消化道途径进入人体，引起腹泻、神经麻痹、肝损伤，严重者可发生中毒甚至死亡。

海藻在温带和热带海洋中会产生藻类毒素。藻类毒素是指一种由微小的单细胞藻类产生的毒性成分，它们通过水生环境的食物链进入鱼制品中。

藻类毒素的中毒症状有麻痹、腹泻、失忆、神经中毒等。最常见的引起中毒的海洋藻类毒素有贝毒和西加鱼毒素。贝毒又分成导致麻痹的毒素、导致腹泻的贝毒、导致失忆的贝毒以及导致神经中毒的毒素。西加鱼毒素长期积聚在长须鲸中。

藻类毒素通常对加工有抵制力，但经热处理的鱼和甲壳类可以食用。

3. 植物毒素

植物毒素类型主要有糖苷生物碱、硫代葡萄糖苷、氰糖苷、肼、吡咯双烷类生物碱和抗营养因子。含天然有毒物质的植物如下。

（1）含苷类物质如苦杏仁、木薯、芦荟、皂荚、桔梗。

（2）含生物碱类植物如烟草、颠茄。

（3）含酚类植物如棉花、大麻。

（4）含毒蛋白类植物如相思豆（亦称红豆）、巴豆树种子。

（5）含内酯类和萜类植物如川楝子、黄药子、艾叶。

（6）其他植物如柿子、荔枝、蚕豆、瓜蒂、花粉、菠萝、灰菜。

4. 动物毒素

动物毒素的类型有生物碱、苷类、有毒蛋白和肽、组胺、河鲀毒素。含天然有毒物质的动物如下。

（1）有毒鱼类如河鲀、肉毒鱼类。

（2）有毒贝类如蛤类、鲍类、海兔类。

（3）有毒昆虫如毒蛾、隐翅虫等。

（4）其他动物如毒蛇、有毒青蛙、有毒蜥蜴等。

三、生物性危害的控制策略

食品中的生物性危害因素是指那些可以通过食物传播给人体并引起疾病或健康问题的微生物、寄生虫、真菌和毒素等。为了有效预防这些危害因素，必须采取不同的策略来应对，因为它们具有不同的特点和传播方式。

首先，防范生物性危害的策略主要包括加强个人卫生，采取科学的工艺技术，以及防止污染。在日常生活中，勤洗手、保持良好的卫生习惯是防范生物性危害的首要步骤。通过定期洗手，特别是在处理食物前后，可以减少手上的病原微生物传播到食物上的可能性。此外，严格遵循卫生标准和采用优良的加工工艺，可以有效减少食品在生产和加工过程中的污染。

其次，通过防止污染和二次污染，可以有效控制生物性危害。这包括采用无害的食品包装材料，防止有害物质渗透到食物中，以及避免食物在存储、运输和销售过程中受到二次污染。良好的卫生管理和严格的食品安全控制措施也是防止交叉污染的重要手段。

最后，通过灭菌和加热食物来彻底杀死危害生物也是生物性危害预防的重要策略。在食物加工和烹饪过程中，严格控制温度和时间，确保食物达到足够的加热程度，可以有效地灭活或杀死潜在的病原微生物。这种方法特别适用于肉类、禽类和鱼类等易受污染的食物。

生物性危害的预防控制措施需要综合考虑，主要依靠改变饮食习惯、充分加热食物、防止污染和维护个人卫生。此外，通过在原料生产区域的划分和原料收购等环节进行严格控制，也可以从源头上减少食品污染的可能性。这样的综合策略将有助于确保食品的安全性，降低生物性危害对人体健康的风险。

任务二　食品安全的化学性危害

一、化学性危害及其来源

食品中的化学性危害是指那些由有毒的化学物质污染食物而引起的潜在危害。这些危害主要包括重金属、自然毒素、农用化学药物、洗消剂以及其他各种化学性危害。这些危害可能对人体产生多种不良后果，包括急性中毒、慢性中毒、过敏、影响身体发育、影响生育、致癌、致畸、致死等。

重金属是常见的一类化学性危害，如铅、汞、镉等，它们可能通过食物链进入人体，导致长期蓄积和中毒。自然毒素也是一种常见的危害，如霉菌毒素、海鲜中的贝毒等，可能导致急性中毒或慢性中毒。此外，农用化学药物，包括农药和激素，可能在食物生产过程中被过度使用，对人体健康造成潜在威胁。

化学性危害的来源主要可以分为三类：①天然存在的化学性危害，这些物质在自然环境中本就存在，如地壳中的重金属、某些植物中的毒素等。②有意加入的食品添加剂，这包括在食品加工、保存和烹饪过程中故意添加的化学物质，有时是为了改善口感、延长保质期或改变颜色等。③外部或偶然引入的化学物，这可能是由于环境污染、工业事故或食品运输过程中的意外污染而引入的。

为了有效防范食品中的化学性危害，需要加强食品安全监管体系，严格控制食品生产、加工和销售环节中的化学物质使用。此外，对于食品中常见的化学性危害，还需要进行监测和检测工作，及时发现并处理潜在的风险。公众教育也是预防化学性危害的重要手段，通过提高公众对食品安全的认知，促使人们在饮食选择和食品消费中更加谨慎，从而减少化学性危害对人体健康的威胁。

二、化学性危害的类型与特点

（一）农药残留的危害

农药是指用于防止农林牧业生产中的有害生物和调节植物生长的人工合成或者天然产物。农药的使用可以有效防治作物虫害、杂草、疾病、鼠害，保证农业稳产、高产，满足人们对农副产品需求。

1. 农药的分类

（1）按来源分，可分为：①有机合成农药，指由人工研制合成，并由有机化学工业生产的一类农药。其特点是毒性大。如有机氯、有机磷、氨基甲酸酯等。②生物源农药，指直接用生物活体或生物代谢过程中产生的具有生物流行性的物质或从生物体提取的物质作为防治病虫草害的农药，包括微生物农药、动物源农药、植物源农药。③矿物源农药，其有效成分源于矿物的无机化合物和石油类农药，包括硫制剂、矿物油乳剂等。

（2）按用途分，可分为：杀虫剂、杀螨剂、杀真菌剂、杀细菌剂、杀线虫剂、杀鼠剂、除草剂、杀螺剂、熏蒸剂和植物生长调节剂等。

2. 环境中的农药残留

农药残留是指农药使用后一个时期内没有被分解而残留于生物体、收获物、土壤、水源、大气中的微量农药原体、有毒代谢物、降解物和杂质的总称。残存的数量称为农药残留量。环境中农药的来源主要是工业生产和农业生产（直接喷洒到虫子上的农药不到1%，10%~20%喷洒到植物上，其余进入环境）。

3. 农药残留污染食品的途径

农药残留对食品的污染是一个严重的环境和食品安全问题。其途径主要包括施用农药对农作物的直接污染、农作物从污染的环境中吸收农药、农药在生物体内富集与食物链污染以及其他来源。

（1）施用农药对农作物的直接污染是一个主要途径。农药的施用在一定程度上是为了保护农作物免受病虫害的侵害。然而，在没有经过适当“休药期”间隔的情况下，农药的代谢周期可能尚未完成，导致农产品上存在较大的农药残留，对人体健康构成潜在威胁。

（2）农作物可以通过吸收土壤中的农药，进而造成食品污染。喷洒的农药在地面污染土壤后，会集中在耕作层。植物的根部吸收这些农药，而吸收的量与土壤中的残留量和植物的种类有关，其中块茎和豆类等植物更容易吸收农药。

（3）农药在生物体内富集并通过食物链污染。水体污染是一个常见的途径，通过食物链作用，农药污染水产品等。此外，饲料受农药污染会导致肉、蛋、乳等畜产品的污染。某些农药具有对特定组织器官的亲和力，如脂溶性农药，这些农药在生物体内会产生蓄积效应。

（4）农药还可能通过其他来源进入食品。例如，在食品的熏蒸、包装和运输过程中，与农药混放可能导致食品被污染。此外，误食农药也是一个可能的途径，特别是在农业生产和食品加工过程中可能发生的意外情况。

综合来看，农药残留污染食品的途径多种多样，涉及农业生产的各个环节。因此，为了保障食品安全，必须在农药的使用、管理和监测方面加强措施，确保农产品中的农药残留在合理的范围内，以减少对人体健康的潜在风险。

（二）兽药残留的危害

1. 兽药残留的类型

兽药残留是指动物产品的任何可食部分所含兽药的母体化合物及（或）其代谢物，以及与兽药有关的杂质。影响食品安全的主要兽药类型有以下类型。

（1）抗生素类。抗生素除预防和治疗疾病外，还具有促进动物生长、提高饲料转化率、提高动物产品的品质、减轻动物的粪臭、改善饲料环境等功效。常用抗生素有青霉素类、四环素类杆菌肽、庆大霉素、链霉素等。

（2）磺胺类。如磺胺嘧啶、磺胺甲基嘧啶、磺胺二甲嘧啶及磺胺醋酰等。

（3）激素类。其按化学结构可分为①固醇或类固醇：如肾上腺皮质激素、雄性激素、雌性激素等。②多肽或多肽衍生物：如垂体激素、甲状腺素、甲状旁腺素、胰岛素、肾上腺素等。按来源可分为天然激素和人工激素。

（4）其他兽药。如渔用药品、蚕用药品、蜂用药品等。

2. 兽药残留的来源与原因

（1）兽药使用不当。在用药剂量、用药部位、给药途径和用药动物的种类等方面不符合用药规定，从而造成药物残留在体内，并使之存留时间延长，以致需要增加休药期，才能有效消除其对人体的不良影响。

（2）休药期的规定没有得到严格遵守。畜禽屠宰前或畜禽产品出售前需停药，不仅针对兽药也适用于药物添加剂，通常规定的休药期为4~7日。

（3）随意加大药物用量或把治疗药物当成添加剂使用。在使用兽药过程中，为了盲目追求用药效果，不遵守药物剂量，随意加大药物使用量。

（4）滥用药物。药物滥用是指反复、大量地使用具有依赖性特性或依赖性潜力的药物。

（5）兽药意外污染了正在加工、运输的饲料。

3. 兽药残留的危害影响

（1）毒性作用。长期食用兽药残留超标的食品后，当体内蓄积的药物浓度达到一定量时会对人体产生多种急慢性中毒，甚至引起致癌、致畸、致基因突变。

（2）细菌耐药性。易诱导耐药菌株，引起人类和动物细菌感染性疾病治疗效果下降甚至失败。

（3）菌群失调。人食用含抗菌剂残留的动物性食品后，可能干扰人肠道内正常菌群和直接诱导产生耐药菌株，造成人体内菌群的平衡失调，从而导致长期的腹泻或引起维生素的缺乏等反应，损害人类健康。

（4）激素副作用。食品动物的肝、肾和注射或埋植部位常有大量外源同化激素残留，被人食用后可产生一系列激素样作用，如潜在致癌性、发育毒性（儿童早熟）及女性男性化或男性女性化现象。

（5）过敏反应。许多抗菌药物如青霉素、四环素类、磺胺类和氨基糖苷类等能使部分人群发生过敏反应甚至休克，并在短时间内出现血压下降、皮疹、喉头水肿、呼吸困难等严重症状。

（6）生态环境毒性。兽药及其代谢产物通过动物和人的排泄系统进入环境中，对生态环境产生影响。

（三）食品添加剂的危害

1. 食品添加剂的作用

食品添加剂指的是为改善食品品质和色、香、味，以及为防腐、保鲜和加工工艺的需要而加入食品中的人工合成或者天然物质。食品用香料、胶基糖果中基础物质、食品工业用加工助剂也包括在内。

不同的食品添加剂有不同的作用，但均是为了改善食品品质，朝着有益方向提升，而不是为了掩盖食品的缺陷，一般情况下，食品添加剂有如下作用。

（1）改进食品性质，提高食品品质，增加食品的色、香、味及组织状态。①着色剂，用于增加食品的色彩，使其更具吸引力，符合消费者的审美需求；②漂白剂，用于去除或减轻食品中的色素，使其更白、更透明，常见于面粉、糖等食品；③发色剂，用于增强食品的颜色，例如在烘焙过程中，使面包呈现金黄色；④调味剂，通过添加香料和调味料，提升食品的味道，使其更加美味；⑤膨松剂，用于增加食品的体积，改善口感，常见于面包、蛋糕等。

（2）便于食品加工，提高食品的加工效率，以利于机械化、自动化的需要。①消泡剂，用于防止食品在加工过程中产生过多泡沫，提高加工效率；②乳化剂，用于改善食品中油脂和水的混合性，使其更容易加工和稳定，常见于乳制品等；③增稠剂，用于增加食品的黏度，改善口感，同时便于搅拌和包装。

（3）防止食品腐败变质，减少损失。①防腐剂，用于抑制食品中的微生物生长，延长食品的保质期；②抗氧化剂，通过抑制氧化反应，防止食品中的脂肪和其他成分氧化变质，延缓食品的衰老过程。

（4）防止水分散失，保持新鲜度。①保湿剂，用于防止食品中水分的蒸发，保持食品的湿润度；②乳化剂，同时也可在某些情况下用于防止水和油分离，保持食品的质地和口感。

（5）改善和提高食品的营养价值，例如维生素C，作为一种营养添加剂，可用于提高食品的维生素含量，增强其营养价值。

2. 食品添加剂的安全隐患

食品添加剂的安全性隐患主要体现在以下方面。

（1）过敏反应是食品添加剂安全性的一大隐忧。一些常见的食品添加剂，如焦油色素和苯甲酸等保鲜剂，被发现容易引发过敏反应，表现为荨麻疹等症状。此外，漂白剂、防腐剂和染色剂等也被认为可能导致荨麻疹、哮喘以及过敏性皮炎等过敏性疾病。有时候，食品添加剂作为催化剂，可能使人体处于易过敏状态，导致化学物质过敏症。

（2）食品添加剂与癌症之间存在一定的关联。人工合成色素多数来源于煤焦油，或者是以苯、甲苯、萘等芳香烃化合物为原料制取的。这些着色剂大多属于偶氮化合物，在体内转化为芳香胺后，经过 N-羟化和酯化的过程，可能形成易与大分子亲核中心结合而形成致癌物质。因此，一些食品添加剂被怀疑具有致癌性，引起了广泛的关注。

（3）食品添加剂还可能成为环境激素，引起人体内分泌失调。一些添加剂的化学结构与人体内的激素相似，因而可能干扰内分泌系统的正常功能，导致激素水平的异常波动，最终影响生理过程。这种内分泌干扰可能引发一系列健康问题，包括生殖系统功能障碍、性早熟等。

食品添加剂的安全性问题涉及过敏反应、致癌性以及对内分泌系统的影响等多个方面。为确保食品安全，有必要对食品添加剂的使用进行谨慎监管，加强安全性评估，确保其在食品中的使用不会对人体健康造成潜在风险。

3. 食品添加剂的正确认识

（1）不能抛开剂量谈安全。无论是天然还是合成的化学物质，它们在人体中表现出的效应与剂量有着密切的关系。这一点强调了不能简单地以化学物质的毒性来论断其安全性。任何物质都具有一定的毒性，但关键在于在何种剂量下会产生作用。从加工功效到慢性毒性，都存在一个阈值，只有在达到或超过这一阈值时，相应的效应才会显现。因此，对于食品添加剂的评估，必须同时关注其在使用或存在的剂量对人体产生效应的情况。毒性和安全性是相互关联、与量相关的。

（2）不能抛开人群谈安全。人体具有一定的自我保护机能，对于某些毒物具有一定的化解和排除能力。然而，不同人群的身体素质存在差异，因此，在评估食品安全时需要考虑到人群的多样性。为了综合考虑这一因素，常常采用安全系数，以确保即便在特殊情况下，人体仍然能够承受。例如，在评估食品添加剂的安全性时，通常采用 ADI 值，即终身摄入一种食品添加剂而无显著健康危害的每日允许摄入量的估计值。这一值的设定考虑了人体的不同特征，为食品添加剂的使用提供了具体的指导。

（3）食品添加剂的安全性不仅仅取决于其本身的毒性，还与产品质量标准、使用范围和用量有关。高质量的产品和合理的使用范围与用量都可以降低潜在的风险。因此，在制定食品安全标准时，需要考虑到这些因素的综合影响。这也强调了在食品产业中制定合理的规范和标准的重要性，以确保消费者的健康和安全。

食品添加剂的安全使用应该按照规定，食品添加剂的使用应该遵循不危害人体健康这一基本原则，即安全范围内的原则，规定了我国允许使用的食品添加剂品种、使用范围、最大用量及相关事项。因此，依法按规定使用食品添加剂，即使长期使用也是安全的。

（四）有毒重金属元素的危害

密度在4.0g/cm^{3}以上的金属统称为重金属，重金属对机体损害的一般机理是与蛋白质、酶结合成不溶性盐而使蛋白质变性，当人体的功能性蛋白，如酶类、免疫性蛋白等变性失活时，对人体的损伤极大，严重者常可致死亡。

食品中毒中常见的有毒元素有汞、铅、镉。有毒元素主要来源于自然环境、食品生产加工、农用化学物质及工业“三废”的污染。

1. 常见的有毒金属

（1）铅。铅可在人体内蓄积，生物半衰期为1460日。对人的神经系统，造血系统和肾脏造成危害。常见症状是食欲不振、胃肠炎、口有金属味、失眠、头晕、头痛、关节肌肉酸痛、腰痛、贫血等。主要来源是工业污染、食品容器和包装材料等。

（2）汞。汞主要危害人体神经系统，主要来源是被污染的鱼贝类食品、环境污染、有机汞农药等。毒性主要取决于化学状态，有机汞特别是甲基汞（CH_3-Hg）比无机汞的毒性强得多，且对机体的损伤是不可逆的，两种形式的汞均损害中枢神经系统，甲基汞是在微生物的作用下合成和分解的。当生成的速度超过降解速度时，则极易在鱼体内聚积。植物则可直接吸收环境中的汞。被汞污染的食品虽经加工，也不能将汞除净。微量汞在人体内不会引起危害，可经尿、粪和汗液等途径排出体外，如数量过多，会产生神经中毒症状，严重者精神紊乱，痉挛致死。

（3）镉。镉的危害主要是造成肾脏近曲小管破坏、骨质疏松等，其主要来源于环境污染和有含镉镀层的食品容器等。各种生物容易富集镉，特别是鱼类，镉在摄入后很容易被人体吸收，其中一小部分以金属蛋白质复合物的形式贮存在肾脏中。长期接触过量的镉导致肾小管损伤，其毒性反应为贫血、肝功能损害等，还可影响与锌有关的酶而干扰代谢功能，改变血压状况等。镉在人体内的生物半衰期为16~23年，因此非常难以代谢分解。

2. 有毒金属污染食品的途径

（1）某些地区存在特殊自然环境，其土壤或水源中含有高本底的有毒金属物质。这可能是由于地质构造、气候和生态系统等因素导致的，例如，一些地区可能富含铅、镉、汞等有害金属元素。当农作物生长在这些受污染的土壤中，或者水源被污染，有毒金属就会通过植物的根系或水源进入食物链，最终进入人体。

（2）人为环境污染也是有毒金属污染食品的重要原因。工业排放、废弃物处理不当等都可能导致大气、水体和土壤中的有毒金属浓度升高。这些有毒金属可以通过大气沉降、水体渗透以及土壤吸附等途径，影响到周围的生态系统。在这种情况下，农作物吸收有毒金属的可能性增加，从而引入食品链。

（3）食品的加工、运输和储存过程中也可能引入有毒金属。例如，在食品加工过程中使用的机械设备、容器、管道以及添加剂等可能含有或释放出有毒金属。这些金属可以在食品生产的各个阶段中被引入，最终影响到最终的食品产品。此外，在食品的运输和储存过程中，接触到有毒金属的食品可能受到外部环境的影响，导致金属的迁移和释放。

3. 有毒元素在人体内引起中毒的因素

有毒元素经消化道吸收，通过血液分布于体内组织和脏器，部分转变成具有较高毒性的化合物形式。多数有毒元素在体内有蓄积性，能产生急性和慢性毒性反应，还有可能产生致畸、致癌和致基因突变作用，主要表现在以下方面。

（1）阻断了生物分子表现活性所必需的功能基。如 Hg^{2+}、Ag^{+} 与酶半胱氨酸残基的巯基结合，半胱氨酸的巯基是许多酶的催化活性部位，当结合重金属时，就抑制了酶的催化活性。

（2）置换了生物分子中必需的金属离子。如 Be^{2+} 可以取代 Mg^{2+} 激活酶中的 Mg^{2+}，由于 Be^{2+} 与酶结合的强度比 Mg^{2+} 大，因而可阻断酶的活性。

（3）改变生物分子构象或高级结构。以下情况会影响金属毒性作用强度：①金属元素存在的方式；②机体健康营养状况以及食物中某些营养素的含量和平衡情况；③金属元素间或金属元素与非金属元素的相互作用。

4. 食品中有害金属污染的毒性作用特点

（1）强蓄积性。有害金属一旦进入人体后，排出体外的速度非常缓慢。这是因为这些金属在生物体内形成难溶的化合物，难以被排泄。以铅为例，它的生物半衰期为 4 年左右，这意味着人体需要很长的时间才能将一部分铅排出体外，增加了慢性中毒的风险。

（2）生物链的富集作用。这意味着这些金属可以通过食物链的传递逐渐积累，导致生物体内或人体内金属浓度逐渐增高。例如，鲨鱼常处于海洋食物链的顶端，其体内的重金属含量比海洋环境中要高得多。当人类食用鲨鱼等顶级掠食者时，就会摄入大量的有害金属，增加了患相关疾病的风险。

（3）对人体的危害，以慢性中毒和远期效应为主。慢性中毒是由于长期摄入低剂量的有害金属导致的，这可能导致一系列慢性疾病，如神经系统、免疫系统和生殖系统的损害。远期效应则是指有害金属在体内蓄积到一定浓度后，可能引发更严重的健康问题，如肝肾功能损害、癌症等。由于有害金属的生物半衰期较长，这些效应可能在很长的时间内逐渐显现，给人体带来更长期且隐匿的威胁。

因此，对于食品中有害金属污染，应该采取有效的监测和控制措施，确保人们摄入的食品不含有危害健康的金属元素，以维护公众的健康和安全。

5. 有毒金属作用强度的影响因素

（1）金属元素的存在形式。以有机形式存在的金属和水溶性搅打的金属盐类通常在消化道中吸收较多，因而其毒性较大。有机砷是一个典型的例子，以有机形式存在时并不具有明显毒性，而无机砷则具有剧毒。这表明金属元素的化学形式对其毒性产生显著影响，需要在毒性评估中予以充分考虑。

（2）机体的健康和营养状况以及食物中某些营养素的含量和平衡情况也是影响有毒金属作用强度的重要因素。良好的健康状况和充足的营养可以降低金属元素对机体的毒性。一些元素如钙、镁、铁等可以通过竞争性吸收减缓或减轻有毒金属的摄取，从而减少其对机体的危害。

（3）金属元素之间或金属与非金属之间的相互作用也是影响有毒金属作用强度的重要因素，包括相互拮抗作用和相互协同作用。相互拮抗作用指的是一种金属元素能够减弱另一种金属元素的毒性。例如，钙和镁对铅的吸收具有拮抗作用，可以减缓铅对机体的危害。相互协同作用则是指一种金属元素能够增强另一种金属元素的毒性。这种相互作用复杂而多变，需要在具体的研究和评估中详细考虑。

了解有毒金属作用强度的影响因素对于有效预防和减轻有毒金属引起的健康问题至关重要。在评估有毒金属的毒性时，需要综合考虑金属元素的存在形式、机体健康状况、营养状况以及金属元素之间的相互作用，以制定科学合理的防范和管理措施。

6. 有害金属污染食品的预防方法

（1）通过消除污染源来减少有害金属进入食品链的可能性。通过制定严格的工业废物排放标准和加强环境监测，可以有效降低工业生产过程中释放有害金属的量。采用科学的农业技术和肥料管理措施，减少土壤中有害金属的累积，防止其通过作物进入食品链。

（2）制定各类食品中有毒有害金属元素的最高允许限量标准，加强监督检测工作。制定各类食品中有毒有害金属元素的最高允许限量标准，考虑人体摄入量、毒性等因素，确保标准科学、合理。加强对食品生产、加工和销售环节的监督检测工作，通过采样、检测等手段及时发现超标食品，防止其进入市场。

（3）妥善保管有毒有害金属及其化合物，防止误食误用。在食品包装上明示含有有害金属成分的风险，提醒消费者注意。在生产、运输、销售和家庭环境中，正确储存有毒有害物质，防止其泄漏或污染其他食品。

（4）对已经污染的食品进行处理。一旦发现有毒有害金属超标的食品，及时下架并进行销毁，防止其进入市场流通。对于污染源，进行环境治理，清理污染地区，以防止有害金属继续影响食品安全。

在实施这些方法时，需要政府、企业和公众的共同努力，建立起科学的监管机制和食品安全体系，从而全面提高食品安全水平，保障人们的身体健康。

（五）N-亚硝基化合物的危害

1. N-亚硝基化合物的形成机理

N-亚硝基化合物是亚硝胺和亚硝酰胺的统称，具有强致癌性。亚硝胺在中性和碱性环境中稳定，酸性和紫外光照射下可缓慢裂解，亚硝酰胺在酸碱下均不稳定。

N-亚硝基化合物可以在加工和干燥过程中形成，也可以在体内合成。合成的前体物质为：①硝酸盐与亚硝酸盐；②胺类物质。如果是鱼肉不新鲜，蛋白质腐败会产生胺类物质，这些胺类物质经亚硝化作用加速生成亚硝胺。

许多食物中都存在硝酸盐、亚硝酸盐，例如，果蔬吸收土壤中的氮元素，在一定环境下形成硝酸盐和亚硝酸盐；鱼、肉等动物性食品在腌制过程中，硝酸盐可被还原为亚硝酸盐；在食品工业中，亚硝酸盐作为防腐剂和发色剂，主要用于肉类罐头如午餐肉，其用量都应按食品安全国家标准，如过量会造成对食品的污染。

2. N-亚硝基化合物的致癌性

（1）N-亚硝基化合物可以通过多种途径进入人体，包括呼吸道、消化道和皮肤接触等。这多途径的渗透性使人们更容易接触到这些潜在致癌物质，从而增加致癌的风险。此外，这些化合物在引发肿瘤方面显示出一种剂量效应关系，即暴露的剂量与发病的可能性呈正相关。这意味着暴露剂量越高，患癌的风险就越大。

（2）N-亚硝基化合物有显著的致癌性。不仅一次性的高剂量能够引发肿瘤，而且少量多次的持续暴露同样具有致癌的效果。这表明，这类化合物对生物体的致癌作用不仅仅是一次性的冲击，而且在较小剂量下的长期暴露同样会造成潜在的健康威胁。

（3）N-亚硝基化合物似乎对多种动物都有致癌的潜力。值得注意的是，目前尚未发现任何一种动物对这些化合物表现出抵抗力。这种致癌性对人类健康构成了潜在威胁，因

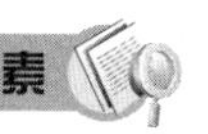

为这意味着暴露于N-亚硝基化合物的环境中，无论是人类还是其他动物，都可能面临着相似的致癌风险。

（4）N-亚硝基化合物的影响甚至可以通过母体传递到子代。这一点在胎盘和乳汁的传递途径中得到体现，使子代动物也容易受到致癌物质的影响。更令人担忧的是，这种影响可能不仅仅局限于第一代，还可能延续到第三代和第四代，进一步加大了对整个种群健康的长期威胁。

3. N-亚硝基化合物的预防措施

（1）减少N-亚硝基化合物的摄入量主要有以下四种途径。

第一，控制食品加工中的硝酸盐和亚硝酸盐的添加量是一个关键步骤。食品加工中往往会使用硝酸盐和亚硝酸盐作为防腐剂和着色剂，因此，规范和限制它们的添加量是必不可少的。通过严格的监管和控制，可以降低人们摄入这些化合物的可能性。

第二，尽量食用新鲜的蔬菜是另一重要的预防措施。新鲜蔬菜中的硝酸盐含量相对较低，因此，选择新鲜蔬菜作为主要食材，而减少加工食品的摄入，可以有效减少硝酸盐和亚硝酸盐的摄入量。

第三，防止食物霉变以及其他微生物污染也是必须注意的方面。霉变的食物可能产生亚硝酸盐，而微生物污染也可能导致硝酸盐的形成。因此，保持食物的新鲜和卫生，正确保存和处理食物，可以有效避免这些有害物质的生成。

第四，改进食品加工工艺是一个全面而长远的解决方案。通过引入更先进的技术和方法，可以降低在食品加工过程中产生硝酸盐和亚硝酸盐的可能性。这包括改进防腐剂的使用、采用更加环保的加工方法等手段，以确保最终产品中这些有害物质的含量降到最低。

（2）减少N-亚硝基化合物的摄入量。为了减少N-亚硝基化合物的摄入量，人们可以通过多食用能阻断N-亚硝基化合物合成的食品来进行预防。富含维生素C、维生素E以及一些含多酚类的物质的食品被认为有助于抑制N-亚硝基化合物的合成，如水果、蔬菜和茶叶等。因此，饮食结构的调整，增加这些富含抗氧化物质的食物摄入，可以在一定程度上降低N-亚硝基化合物的摄入水平，从而减少潜在的健康风险。

任务三　食品安全的物理性危害

食品中的物理性危害是指包括任何在食品中发现的不正常的有潜在危害的外来物。物理性危害是最常见的消费者投诉问题，因为食品中物理伤害立即发生或物理性危害因子食用后不久就发生后果，并且伤害的来源通常是容易确认和辨别的，如金属碎屑、石子等。

一、物理性危害的来源

食品中的物理性危害主要来源于以下方面。

第一，来自田地的物理性危害。田地中的物理性危害主要包括来自自然环境的异物，如石头、金属、原料果蔬中不受欢迎的物质（如刺或木屑）、泥块等。这些异物可能在种植、采摘或处理的过程中混入食品，给消费者带来潜在的健康风险。

第二，来自加工或贮存不当。在食品加工或贮存过程中，如果不注意细节，一些危险的物质可能会混入食品中，例如骨头、玻璃、金属、木屑、螺钉帽、螺钉、煤渣、布料、油漆碎片、铁锈等。这些物质可能由于设备磨损、工艺不当或贮存条件不佳而进入食品中。

第三，运输中进入的物质。在食品运输的过程中，昆虫、金属、泥块、石头或其他的异物可能通过不当的包装或运输手段进入食品。这需要在运输过程中采取有效的措施来保障食品的安全性。

第四，有意放在食品中的东西，如蓄意破坏。这可能是由于恶意破坏等行为，有人可能故意将一些不安全的物质投放到食品中，从而危害消费者的健康。这种行为对公众健康构成了直接威胁，需要通过监管和法律手段来防范和制止。

食品中的物理性危害来源复杂，包括了从农田到餐桌的各个环节。为了确保食品的安全性，需要在生产、加工、贮存、运输等环节中加强监管，采取有效的措施防范各种潜在的物理性危害，保障公众的食品安全。

二、物理性危害的评估

物理性危害的评估是确保产品质量和安全的重要步骤，涉及多个方面的系统审查。

第一，进行害虫、外来物质、生产状况、运输和接收货物以及生产各主要程序的系统审查。这一步骤旨在确保在整个生产和供应链过程中，没有存在对产品造成物理性危害的潜在风险。害虫控制和外来物质去除是预防产品受到污染的关键措施，而对生产程序和运输环节的审查有助于识别可能导致物理损害的环节。

第二，对包装和包装容器材料进行审查，特别是玻璃材料。包装在产品的保护和运输中起着至关重要的作用，而不适当的包装材料可能导致产品受到物理性危害。需要特别关注玻璃等易碎材料，以确保其质量符合标准，从而防止在包装、运输或储存过程中发生破碎和碎片的产生。

第三，对农业生产的审查。在农业产品的生产阶段，可能存在对产品造成物理性危害的风险，如使用不适当的农药或施肥方法。通过审查农业生产过程，可以及时发现并纠正这些潜在问题，确保最终产品的安全性。

第四，进行个人行为的审查。员工的操作和行为可能对产品的物理性安全产生直接影响。因此，审查员工的操作规程、培训情况以及对产品安全的意识是确保物理性危害防范的重要一环。

第五，进行包装评估，用以证明产品是否被破坏或明显被破坏。这一步骤涉及对包装完整性的检查，以确保在产品运输和储存过程中没有发生破损或损坏。这可以通过视觉检查、包装材料的强度测试等手段来完成，从而保障产品在整个供应链中的物理性安全性。

总体而言，物理性危害的评估是一个综合性的过程，需要对生产、包装、运输等多个环节进行全面审查，以确保产品在整个供应链中不受到物理性危害的影响。通过系统的评估和纠正，可以有效预防和减少因物理性危害而引起的产品安全问题。

三、物理性危害的控制策略

物理性危害在食品链条中的各个环节点隐患重重，从收获到消费的过程中，偶然的污染和不规范的食品加工处理往往是主要原因。为了预防这些危害，采取一系列有效的措施是至关重要的。

预防物理性危害的主要方法如下。

第一，严格控制原料是预防物理性危害的基础。清洗水果和蔬菜、通过肉眼检查不能清洗的食物如牛肉馅，对原料中的异物进行仔细检查，都是确保食品安全的必要步骤。通过这种方式，可以有效地防止一些不可见的危害物质进入食品链。

第二，优化工艺也是防范物理性危害的重要手段。引入金属探测仪、X 光探测仪等先进设备，能够在食品生产的各个环节检测出可能存在的金属碎屑等污染物，从而及时采取措施防止其混入最终的食品产品。这种工艺上的改进对于提高食品质量具有显著的效果。

第三，良好的管理起到了至关重要的作用。通过对食品从业人员的教育，使其能够安全地加工食物，严格按照 GMP 的要求进行操作，防止外来物如玻璃碎片和金属屑等进入食品。管理层的责任是确保制定的安全措施得到有效执行，从而最大限度地降低潜在的危害。

第四，提高从业人员的素质也是不可忽视的一环。通过配合食品防护计划，培训员工对于食品安全的认知，提高他们的责任心和归属感，可以降低人为破坏的可能性。由于有意破坏往往难以监测，只能通过管理和培训来提高员工的素质，确保食品生产的安全性。

第五，养成良好的卫生习惯是不可或缺的一项预防措施。食品从业人员在食品生产过程中应避免佩戴珠宝，这可以减少珠宝等物品掉落进食品中的可能性，从而减少物理性危害的风险。

四、物理性危害的金属检测

“食品安全一直备受社会关注，保障食品质量和安全是维护人们健康的重要内容。其中，加强食品安全检测是保障食品质量和安全的重要手段。”① 餐饮食品中的物理性伤害，特别是与金属有关的异物，近年来在食品安全领域引起了广泛关注。与生物性和化学性危害相比，物理性危害通常更为直观，因此引起了消费者的不满和投诉。我国尽管已经废止了食品中锌、铜、铁的限量标准，但由于工业化和机械化水平的不断提高，食品生产过程中很多环节仍存在引入金属杂质的风险。

为了加强对食品中金属异物的检测和控制，许多食品企业普遍实施国际食品技术委员会制定的 HACCP 质量认证体系。在 HACCP 的实施过程中，金属检测被确定为最后的关键控制点，强调了金属异物的重要性。调查和分析表明，在食品生产过程中，最容易引入的金属异物包括铁、钢、铝和铜等。

为了更有效地控制金属异物，食品企业需要有选择性地确定金属探测器的样式和型号，并合理地放置在生产线的位置。不同类型的金属探测器对不同金属的检测灵敏度和准确性可能存在差异，因此，企业需要根据其生产过程中可能引入的金属异物类型来选择适当的设备。

此外，金属探测器的放置位置也至关重要。在生产线上，金属探测器应该放置在可能引入异物的关键环节，以确保及时、准确地检测到金属异物的存在。通过合理的设备选择和布局，食品企业可以有效地降低金属异物对产品质量和消费者健康的风险，提高食品安全水平，从而增强消费者的信任和满意度。因此，对于餐饮食品企业而言，加强对金属异物的检测与控制是确保食品安全的重要举措。

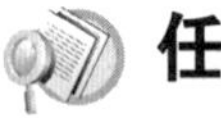

任务四　食品安全的不确定风险

一、转基因食品的安全性

转基因食品是指利用 DNA 重组技术将供体基因植入受体生物（包括植物、动物、微

① 张志伟，王孔伟. 食品安全检测的问题与对策分析 [J]. 食品安全导刊，2023（25）：13-15.

生物等）后生产的食品原料、成品及食品添加剂等。“由于现代生物技术的广泛应用，转基因技术被应用在农业生产过程中，从而产生了转基因食品，人们对转基因食品的安全性问题极为关注。”①

目前世界上转基因作物种植面积最多的是抗除草剂大豆、抗虫玉米、抗病烟草、抗除草剂油菜、抗虫棉花、抗除草剂棉花。

（一）转基因技术的优点

1. 利用生物技术改造农作物

利用生物技术改造农作物可以使农作物本身具有抗病虫害功能的基因，主要体现在以下方面。

（1）提高农作物抗病虫害能力。减少对农药的需求，从而减少由于农药使用造成环境污染。

（2）提高畜禽抗病能力。利用生物技术改造家畜和家禽，使其对病害的抵抗力增加，减少抗生素的使用。

（3）提高饲料利用率和瘦肉率。利用基因工程技术使其内源生长激素分泌增加，对饲料的利用率提高，脂肪生成减少，瘦肉增加，可以杜绝抗生素、激素和违禁药物的使用。

2. 增加产量

增加产量这一优势主要通过转移或修饰相关基因来实现。科学家们通过插入或改变植物的基因，使其表达更多的有益特征，从而提高作物的产量。这种方法不仅可以增加农产品的总体产量，还可以改善植物对逆境条件的抵抗力，如抗病性和抗旱性，从而提高农作物的生存率和产量稳定性。

3. 控制成熟期

通过转移或修饰与控制成熟期有关的基因，科学家们能够调整植物的生长速度，使其生物成熟期延迟或提前。这种灵活性使农民能够更好地适应市场需求，根据需求灵活调整种植计划。例如，在季节性市场需求高的情况下，通过控制成熟期延迟，可以确保作物在市场需求高峰时供应充足。

4. 增加营养

通过改造种子储藏蛋白质基因，科学家们可以使植物产生更丰富、更均衡的营养物

---

① 郝梓萌，刘晓晨，孙德胜，等. 转基因食品的安全性评价与管理［J］. 食品安全导刊，2022（32）：156-158.

质。例如，转基因玉米、马铃薯和菜豆等已经成功培育，它们具有更高的蛋白质含量，并且其蛋白质具有更合理的氨基酸组成，使其更适合作为人类和动物的食物来源。这种方法为解决全球营养不足问题提供了一种潜在的解决方案。

5. 具有保健功能

保健功能这一特性主要通过转移病原体抗原基因或毒素基因至粮食作物或果树中来实现。这种做法使人们在食用这些粮食和水果时，不仅能够获得营养，同时还在体内摄入能够触发免疫系统产生免疫反应的物质，类似于服用疫苗，从而起到预防疾病的作用。

例如，通过将病原体抗原基因导入水果中，人们在食用这些水果时可能会引发免疫反应，有助于提高对某些疾病的免疫力。这种方法为人们提供了一种更加方便和直接的预防疾病的途径，尤其是在一些偏远地区或资源匮乏的地方，这对于防控传染病具有重要的意义。

6. 增加生物多样性

转基因技术还可以增加生物多样性。通过不同品种间的基因重组，科学家们可以创造出新的品种，这些新品种可能在品质、口味、色彩和香气方面具有新的特点。这有助于拓展食品的多样性，丰富人们的饮食结构，同时也能够在一定程度上减少对传统品种的过度依赖，从而促进农业生态系统的多样性和稳定性。

然而，尽管转基因技术在这些方面具有潜在的优势，也需要谨慎对待，以确保安全性和可持续性。科学家、政府机构和社会各界需要共同努力，对转基因技术进行监管和评估，以最大限度地发挥其优点同时避免潜在的风险。

（二）转基因食品的安全性问题

1. 外源基因的安全性

外源基因主要分为目的基因和标志基因两类。目的基因是为了赋予宿主生物特定性状而引入的遗传信息，常见的包括除草剂抗性基因、病虫害抗性基因以及品质改良基因等。标志基因则是用于转基因生物的筛选和鉴定，包括选择标记基因和报告基因。总体来说，外源基因在理论上不会对人体产生直接的毒性效应。

目的基因的选择通常经过严格的安全性评估，确保其引入不会导致植物产生有害物质或对人体造成危害。例如，除草剂抗性基因在转基因作物中的应用，目的是提高作物的耐除草剂性，但这些基因的安全性需经过多道程序验证，以确保其对人体健康无害。标志基因的选择也必须慎重，以避免引入可能产生不良影响的外源基因。

2. 转基因食品的潜在致敏性

由于转基因食品中引入了新基因蛋白质，存在一定的可能性成为食品致敏原。人体免疫系统对食品过敏蛋白质可能产生抗原特异性的免疫球蛋白 IgE 的反应，引发过敏反应。因此，对转基因食品的潜在致敏性必须进行严格的上市试验，确保其安全性。同时，在上市后需要对食用人群进行跟踪监测，及时发现任何可能的不良反应。

3. 转基因食品影响膳食营养平衡

转基因食品的营养组成、抗营养组成和抗营养因子的变化幅度较大，这可能对人群的膳食营养产生一定的影响，导致体内营养素平衡的紊乱。

在研发转基因作物的过程中，为了实现特定目的，有时需要调整植物的营养成分。例如，为增加作物的抗虫能力，可能引入抗虫基因，但这可能同时导致其他营养成分的变化。这种变化可能对人们的膳食结构和健康产生潜在的影响，特别是对依赖某一特定食物来维持平衡膳食的人群。

4. 转基因食品影响人体肠道微生态环境

转基因食品中的标志基因引入可能导致人体肠道菌群谱和数量的变化，从而影响正常的消化功能。肠道微生态对人体的健康有着重要的影响，任何对其平衡的干扰都可能引发一系列健康问题。

5. 转基因食品产生有毒物质

虽然一般情况下外源基因不会直接对人体产生毒性，但在转基因过程中可能引入一些未知的变化，导致天然植物毒素的含量升高。这可能对人们的健康构成潜在风险，尤其是在长期摄入的情况下。

转基因食品的安全性问题是一个复杂而多层次的议题，需要深入的研究和监测。对其潜在影响的全面了解是确保公众健康的关键。在推动转基因技术的同时，必须以科学为基础，制定相关监管政策，确保转基因食品的安全性经过严格审查和监测。

二、辐照食品的安全性

所谓辐照食品，是将食品经一定量的放射线照射，以抑制食品的发芽（如马铃薯、洋葱），杀灭食品中的害虫和微生物，从而防止食品的腐败变质，延长食品的保存期限。这种保存食品的新方法，具有价廉、方便、高效、安全等优点，且不损害食品的营养成分和不改变食品的口味。它与传统的食品保藏法相比，无疑是很大的进步。

食品辐照保鲜并非让食品直接与放射性物质接触，而是利用放射性物质辐射出的高能量射线，杀灭食品中的病原微生物和寄生虫卵，并延缓细胞的成熟、分解过程，达到消毒、灭菌、保鲜的目的。经辐照处理的鱼类，不需冷冻即可远途运输而不变质；肉类不需冷冻和化学处理，可贮存几个月之久；蔬菜保鲜期可延长一两个月。

安全与卫生是食品辐照保藏技术应用的先决条件，同时也是多年来国际上争议最多的问题。争论的焦点是：辐照食品会不会产生有毒物质，食用辐照食品会不会致癌，是否对遗传有影响，营养成分是否会被严重破坏，食品中是否会产生诱导放射性及突变微生物的危害。

食品在辐照后，蛋白质、糖类、脂肪的营养价值不会发生显著变化，它们的利用率基本不受辐照的影响。但是其物理、化学性质会有一定的变化，如影响蛋白质的结构、抗原性等。脂肪可能产生过氧化物。碳水化合物是比较稳定的，但在大剂量照射时也会引起氧化和分解，使单糖增加。

第一，蛋白质。一般来说，在低剂量下辐照，主要发生特异蛋白质的抗原性变化。高剂量辐照可能引起蛋白质伸直、凝聚、伸展，甚至使分子断裂，并使氨基酸分裂出来。辐射效应还集中到含硫键的周围，并且氢键也受到破坏。通过辐照，蛋白质和蛋白质的基质可能产生臭味化合物和氨。在高剂量辐照食品的情况下，所产生的异味是由于分别从苯丙氨酸、酪氨酸以及甲硫氨酸形成了苯、苯酚和含硫化合物的结果。这些氨基酸对辐照作用是敏感的，裂解后产生了难闻的化合物。

第二，糖类。辐照对糖类的影响主要表现为复杂的解聚作用。这一作用可能导致糖类分子结构的改变，从而影响食品的味道、质地等特性。糖类解聚作用虽然通常在辐照中发生，但其具体影响还需要具体考虑食品的种类和辐照剂量。

第三，脂类。在较高的辐照剂量下，脂类可能发生过氧化作用。这一现象与加热杀菌中的趋势相似。过氧化作用不仅影响脂类本身的稳定性，还可能对一些不稳定的维生素，如维生素 E 和维生素 K，产生负面影响。此外，过氧化物和挥发性化合物的形成也是一个可能的结果，可能导致食品的酸败和异味。

第四，维生素。维生素在辐照过程中也会受到破坏，而不同类型的维生素对辐照的敏感性有所不同。脂溶性维生素 K 和水溶性维生素 B1 是其中最敏感的代表。此外，大多数维生素的含量变化趋势与加热处理相似，这意味着在考虑辐照作为一种食品处理方法时，需要综合考虑其对维生素的影响。

总体来说，辐照食品的安全性与其中的糖类、脂类和维生素变化密切相关。在食品工业中，为了确保辐照处理后的食品质量和安全性，必须对辐照的剂量、时间和具体食品类型进行仔细控制和监测。这有助于最大限度地保留食品的营养成分，同时确保其安全性和口感。

项目三　食源性疾病的预防与控制

任务一　常见食源性疾病及其预防控制

一、食源性疾病的定义

食品中的有毒有害物质即食源性危害，是指食品中可能会产生不良健康影响的生物性、化学性或物理性因素或状况。生物性危害因素包括：细菌及其毒素、真菌及其毒素、病毒、寄生虫、昆虫、有毒动植物。化学性危害因素包括：铅、镉、砷、汞等重金属和农药、兽药在食物中的残留，以及滥用食品添加剂和非法添加物造成的污染。物理性危害因素是指食物中可导致疾病和伤害的异物，如金属、玻璃等。

食源性疾病是指通过饮食进入人体的有毒有害物质（包括生物性病原体）等致病因子所造成的疾病，一般可分为感染性疾病和中毒性疾病，包括常见的食物中毒、肠道传染病、人畜共患传染病、寄生虫病以及化学性有毒有害物质所引起的疾病。食源性疾病的发病率居各类疾病总发病率的前列，是当前世界上最突出的卫生问题。

食品为人类生活的必需品，本身并不致病，只是起了携带和传播病原体的媒介作用。导致人体患食源性疾病的病原体是食品中所含有的各种致病因子。人体摄入食品中所含有的致病因子可以引起以急性中毒或急性感染两种病理变化为主要发病特点的各类临床综合征。使食品产生毒性的有毒有害物质是多种多样的，从食品的生产、加工、贮存、销售到食用的过程中，食品被污染的方式和程度很复杂，因此，有害食品对人体健康造成的危害也表现为不同的形式和程度。有时候以急性中毒形式出现，此种情况属于食物中毒。有些污染食品的有毒物质并不引起食物中毒，而是长期连续通过食品作用于人体，造成慢性毒害，可以表现为致基因突变、致畸形、致癌等作用，这种潜在的危害对人体健康影响很大。

食源性疾病在日常生活中主要表现为消化道传染病和寄生虫病，是食品卫生工作的重点。

二、食源性疾病的病原体

食源性疾病的病原体可概括为生物性病原体、化学性病原体和物理性病原体三大类。最常见的是生物性病原体。食源性疾病的病原体不同，其病理和临床表现也有不同。但是这类疾病有一个共同的特征，都是通过进食行为而发病。

首先，细菌是食源性疾病的常见病原体之一。最典型的例子是沙门氏菌、大肠杆菌和志贺氏菌等，这些细菌可以通过受污染的生肉、生蔬菜或未经充分烹饪的食物传播。一旦摄入，这些细菌可能在人体内繁殖，引起胃肠道感染，导致腹泻、呕吐等症状。

其次，病毒是引起食源性疾病的重要病原体。诸如诺如病毒、腺病毒和诺罗病毒等可以通过食用受污染的海鲜、生蔬菜或与感染者接触后未经适当处理的食品而传播。这些病毒可能引发胃肠道炎症，表现为腹泻、腹痛和发热等症状。

再次，寄生虫是食源性疾病的致病因子。原虫、蠕虫和线虫等寄生虫可以通过生吃或未经充分烹饪的水产品、肉类或蔬菜传播。这些寄生虫可能在人体内寄生，导致肠道感染或组织损伤，表现为腹泻、贫血和腹痛等症状。

最后，毒素是食源性疾病的一个重要因素。食品中的毒素可以是由细菌产生的毒素，也可以是植物或海洋生物中天然存在的毒素。摄入含有毒素的食物后，人体可能出现中毒症状，如呕吐、腹泻、神经系统症状等。

为了预防食源性疾病，需要在食品生产和处理的各个环节严格执行卫生标准，加强监管和检测工作。此外，个人在食用食物时也应注意食品的新鲜度和烹饪熟度，以避免受到食源性病原体的侵害。

三、食源性疾病的特征

（一）食源性疾病的发病特征

1. 潜伏期与体征

潜伏期即从开始暴露于致病因子到出现症状的时间，是以早期发作的前驱症状（一般感觉不适）为基础进行计算的。以潜伏期、体征、症状和病程为基础来识别可能的致病因子时，应最先考虑区分疑似食源性疾病是属于食源性感染还是食源性中毒。

（1）食源性中毒的发病特点。有毒化学物质或存在于动植物中的有毒物质以及细菌及真菌产生的毒素引发的中毒性疾病比感染性疾病发病更迅速，因无须经过病原体在体内生长和入侵肠道内膜的过程就可直接作用而导致发病，其潜伏期经常是几分钟或几小时。

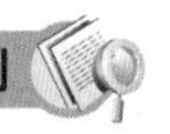

症状和体征通常取决于摄入毒物的种类，食源性中毒通常会出现呕吐症状。其他可能的症状包括恶心和腹泻，感觉和运动功能受到干扰，如视觉重影、虚弱、呼吸衰竭、麻木、脸刺痛和定向障碍等。发热症状较少见。因此，在鉴别食源性疾病病因时，是否发热是一项重要诊断参考指标。

（2）食源性感染的发病特点。致病微生物在人体内的生长、组织损伤、毒素产生和释放需要时间，故感染性疾病的潜伏期与只需几分钟或几小时的中毒性疾病的潜伏期相比，往往较长。

常见的感染症状通常包括腹泻、恶心、呕吐和腹部绞痛，也会出现发热和（或）白细胞计数升高等情况。例如，霍乱弧菌可在肠道内繁殖并释放霍乱毒素（CT），CT 进入肠道上皮细胞后，使肠壁细胞大量分泌水分和电解质，导致脱水及电解质紊乱；志贺氏菌则是通过黏附并侵入结肠的肠道黏膜上皮细胞，在细胞内繁殖并向周边上皮细胞扩散，导致组织被破坏。

如果感染的病原体或其产生的毒素，从肠道进入血流，其他器官如肝、脾、胆囊、骨骼和脑膜就会受到影响，从而导致病程延长、病情加重，并使感染器官出现相应症状。如甲肝病毒最初主要感染肠道细胞，但随后扩散到肝细胞，故肝脏损害为甲型肝炎的典型症状。

2. 发病形式

（1）食源性疾病暴发。食源性疾病暴发的定义是：2 例及以上具有类似临床表现，经流行病学调查确认有共同食品暴露史，且发病与食品有关的食源性疾病病例。

（2）食源性疾病散发。食源性疾病散发主要表现为各病例在发病时间和地点上无明显联系。化学性和某些有毒动植物性食源性疾病多以散发病例出现，如毒草中毒、河鲀中毒、有机磷中毒等。

3. 食源性疾病地域性

食源性疾病地域性主要反映在某些食源性疾病常发生于某一地区或某一人群。例如，肉毒杆菌中毒在中国以新疆、甘肃地区多见；副溶血性弧菌食源性疾病主要发生在沿海地区，其中浙江省最为常见；霉变甘蔗中毒多发生在北方地区；牛带绦虫病主要发生于有生食或半生食牛肉习俗的地区。

4. 食源性疾病季节性

某些疾病在一定季节内发病率升高。例如，细菌性食源性疾病一年四季均可发生，但以夏、秋季发病率最高；毒蘑菇中毒主要发生在 6—10 月，诺如病毒暴发主要集中在凉爽的季节（10月至次年4月）；鲜黄花菜中毒易发生在春夏黄花菜的生长季节；霉变甘蔗中毒主要发生在2—5月。

（二）食源性疾病的传播特征

许多通过食物引起疾病的致病因子也可通过其他途径，如水、人与人、动物与人等进行传播。

1. 食物传播

（1）不同个体一同用餐，并且发病时间与用餐时间相吻合。

（2）不同个体有共同的人口学特征（如年龄组、性别和种族）或者共同的食品偏好。

（3）不同个体的地理分布与某种食物的地理分布类似。

2. 水传播

（1）疾病传播范围广，同时所有性别、年龄组别都容易感染。

（2）病例地理分布与公共水源分布相符，但与食品的地理分布不一致（例如局限于城市居民）。

（3）在母乳喂养的婴儿中，以及只喝瓶装饮用水或开水的人中没有出现病例。

（4）饮水量大的人群的发病率也增加，存在剂量效应。

（5）在受影响的社区同时出现对水质的投诉。

3. 人与人的传播

（1）病例在集体单位中聚集出现，如家庭、学校（学校里的班级）、宿舍或寝室。

（2）病例一拨一拨地出现，两拨病例出现的时间间隔约为致病因子的一个平均潜伏期。

四、食源性疾病的分类

食源性疾病的分类方式较多，可根据引起发病的食物种类、致病因子、发病机制和临床症状等进行分类。

（一）按发病机制分类

按发病机制的不同，食源性疾病可分为食源性感染和食源性中毒。

1. 食源性感染

食源性感染指经食物摄入人体内的活的细菌、病毒或寄生虫所引起的一类感染性疾病。食源性感染有如下两种形式。

(1) 经食物摄入人体内的活的细菌、病毒或寄生虫侵入，在消化道黏膜和（或）其他组织中成倍繁殖并直接损害周围组织，从而导致腹泻等食源性疾病常见的症状。有些致病性微生物也会通过血流扩散到身体的其他部位。

(2) 经食物摄入人体内的活的细菌侵入人体肠道，在肠道内成倍繁殖并释放毒素（肠毒素）损害周围的组织或干扰正常器官或组织，属于毒素介导感染。因毒素是在人体内产生的，这一特征是毒素介导感染与中毒的区别点。病毒或寄生虫不会引起毒素介导感染。产气荚膜梭菌是引起毒素介导感染的典型致病菌。

2. 食源性中毒

食源性中毒是指摄入已受到某种毒物污染的食品所引起的一类中毒性疾病。食物中污染的毒物主要有三种来源：①细菌在食物上繁殖并产生毒素引起的中毒。病原体有金黄色葡萄球菌、蜡样芽孢杆菌等。②有毒化学物质污染食品引起的中毒。化学毒物有亚硝酸盐、盐酸克伦特罗、农药、兽药等。③动植物或真菌天然存在的毒素引起的中毒。天然毒素有河鲀毒素、海藻毒素、皂素、三硝基丙酸及蕈类毒素等。

对于细菌外毒素引起的食源性中毒，食物中一定会污染有产毒菌株并在食物中生长繁殖产生毒素。一方面，在有些情况下食品污染了产毒菌株，但并未产生足以导致致病剂量的毒素，故在食品中检测出产毒菌株并不一定意味着是该细菌毒素导致的食源性疾病；另一方面，假如某种食物中的产毒菌株已生长繁殖并产生毒素，即使目前该食品中的产毒菌株可能已灭活，但因其所产毒素还存在，食用了污染该毒素的食品后仍可引起发病。因此，在判定食源性中毒疾病时，对食品中所含毒素的检测比致病菌的检测更有意义。

例如，《肉毒梭菌食物中毒诊断标准及处理原则》规定，在可疑中毒食品或病人粪便、血液中检测出某种型别的肉毒毒素即可判定为肉毒梭菌食物中毒。但是毒素检测技术难度较大、费用也高，有些毒素目前尚无检测方法。因此，如在食品中检测出大量的产毒菌株，即可认为存在该致病菌产生毒素的关联性依据。由此可见，并非在食品中只要检测出产毒菌株即可下结论，而是认为只有产毒菌株繁殖达到一定数量时，才能推测产生了可引发疾病的毒素。

（二）按致病因子分类

第一，细菌性食源性疾病，包括非伤寒沙门氏菌、伤寒与副伤寒沙门氏菌、副溶血性弧菌、金黄色葡萄球菌、蜡样芽孢杆菌、志贺氏菌、致泻性大肠埃希氏菌、变形杆菌、产气荚膜梭菌、小肠结肠炎耶尔森氏菌、空肠弯曲菌、单核细胞增生李斯特氏菌、肉毒梭菌、布鲁氏菌、霍乱弧菌、创伤弧菌、嗜水气单胞菌、溶血性链球菌、肠球菌、河弧菌、克罗诺杆菌、椰毒假单胞菌酵米面亚种（米酵菌酸）等。

第二，食源性病毒感染，包括诺如病毒、甲型肝炎病毒、戊型肝炎病毒、轮状病毒、脊髓灰质炎病毒、星状病毒、肠道腺病毒等。

第三，食源性寄生虫感染，包括华支睾吸虫、并殖吸虫、片形吸虫、姜片吸虫、旋毛虫、广州管圆线虫、猪带绦虫和囊尾蚴、牛带绦虫、曼氏裂头蚴、隐孢子虫、贾第鞭毛虫、溶组织内阿米巴、弓形虫、异尖线虫、棘颚口线虫等。

第四，食源性化学物中毒，包括亚硝酸盐、盐酸克伦特罗、甲醇、有机磷、锑类杀虫剂、氨基甲酸酯类杀虫剂、抗凝血类杀鼠剂（溴敌隆、杀鼠灵、杀鼠醚、杀它仗、敌鼠、氯敌鼠、杀鼠酮等）、致痉挛杀鼠剂（毒鼠强、氟乙酰胺、氟乙酸钠、毒鼠硅、甘氟等）、磷的无机化合物、有机汞、有机锡、砷的化合物、铅的化合物等。

第五，食源性真菌毒素中毒，包括蕈类毒素、霉菌毒素（节菱孢霉、赤霉病麦、霉变谷物中呕吐毒素、黄曲霉毒素等）。

第六，动物性毒素中毒，包括雪卡毒素、贝类毒素、组胺、河鲀毒素、维生素 A（动物肝脏）等。

第七，植物性毒素中毒，包括植物血凝素（豆类）、木藜芦毒素（蜂蜜）、龙葵碱（发芽马铃薯）、秋水仙碱（鲜黄花菜）、氰苷（苦杏仁、桃仁、木薯）、曼陀罗、桐油、大麻油、乌头、钩吻、雷公藤、马桑、毒麦等。

五、食源性疾病的诊断

（一）食源性疾病的识别

临床医生确定食源性疾病病因的重要线索是：①发病潜伏期；②发病持续时间；③主要临床症状；④主要涉及的人群。呕吐、腹痛、腹泻等胃肠道症状是食源性疾病最常见的临床症状，但有些食源性疾病也可表现为各种神经症状或其他各种非特异的发病症状。当出现多个有类似胃肠道疾病的患者同时就诊，且病人有共同的食物暴露史时，临床医生容易怀疑就诊病人可能为一起食源性疾病暴发事件相关病例。

一般来说，食源性疾病病例常作为单个病例前往医院就诊，每起暴发事件的首例病例的临床症状不一定很严重，而接诊医生是唯一有机会及时做出早期诊断的人。因此，临床医生在接诊疑似食源性疾病病例时，必须引起高度的警觉，通过仔细询问病人的饮食史来发现可能与食物相关疾病的病因，以便及早发现可能通过食物传播引起暴发流行的某种疾

病。如询问患者是否食用了生食或未烧熟煮透的鸡蛋、肉类、贝类及鱼类等动物性食物，了解患者的家庭成员、亲朋好友等密切接触者以及有共同就餐史的人员是否有类似症状。另外，了解患者是否有宠物接触史，出境或海滨旅游史，到山区或不洁饮用水区域宿营、野餐等户外活动史，从中为寻找病原提供线索。

如果怀疑是食源性疾病，临床医生应当及时采集病人的临床样品送实验室检验，并按食源性疾病监测程序及时报告，以便公共卫生机构对病人的暴露情况和疾病的传播来源开展流行病学调查，并迅速查明致病因子及其污染来源，有助于食源性疾病暴发事件的及时控制。

（二）食源性疾病的临床鉴别诊断

临床医生对疑似食源性疾病病例，应根据病人的临床表现做出临床鉴别诊断。

食源性疾病患者与病毒综合征患者的临床表现差别很小。病毒综合征很常见，被诊断为病毒综合征的病例中有一部分实际上是感染了食源性疾病。因此，当怀疑是食源性疾病和采取某些公共卫生行动前，应排除病毒综合征。这两种疾病的患者都可能出现发热、腹泻、腹痛，所以这些症状对于鉴别诊断不是很有帮助。如无肌肉痛或关节痛的症状，食源性疾病的可能性更大。病程早期出现痢疾样症状多提示食源性疾病的可能。

胃肠道疾病的鉴别诊断，除考虑食源性疾病外，还应考虑：过敏性肠炎，炎症性肠道疾病（如溃疡性结肠炎），恶性肿瘤，药物反应、放射治疗、免疫缺陷以及众多的其他器质性、功能性和代谢性的疾病。另外，还应考虑外在因素，如外出旅行、职业史、情绪紧张、与其他病患接触史、住院史、幼儿园入托史、养老院入住史等。

对表现为神经症状的食源性疾病的鉴别诊断也很复杂，应考虑与食品有关的因素，如是否食用野生蘑菇、河鲀、织纹螺等有毒动植物，以及化学性中毒。由于某些毒素（如毒蕈毒素、河鲀毒素等）和化学毒物（如亚硝酸盐、农药、鼠药等）可以致人死亡，临床医生应迅速做出鉴别诊断，以便及时采取针对性的抢救治疗措施。

（三）食源性疾病的临床病原学检验

为明确食源性疾病病例诊断，对临床疑似食源性疾病病例，常常需要通过采集病人的临床样品进行实验室检验。如果患者出现如下一种或多种临床症状、体征时，实验室检测可为确诊提供重要线索，具体包括：①突发性恶心、呕吐、腹泻；②血便；③腹泻导致脱水；④持续腹泻（每天不成形粪便 3 次或 3 次以上，持续数天）；⑤发热；⑥神经症状（如麻木、运动障碍、头面部神经麻痹）；⑦严重腹痛。

临床医生应当预先了解医疗机构临床实验室开展病原检验的情况，一些复杂的检测（如毒素检测、血清分型、分子技术）只能在少数医疗机构的临床实验室和疾病预防控制机构公共卫生实验室里开展，如需开展检验应事先与相关检验单位联系。为提高致病因子的检出率，医务人员应了解常规的标本采集、检测程序和一些特殊检测项目的条件和程序要求。

当患者出现发热、血便、剧烈腹痛、病情严重或病程较长时，需要进行粪便培养。当粪便中白细胞增高时，提示可能是弥漫性结肠炎，且病原体可能是某些侵袭性病原体，如沙门氏菌、志贺氏菌、肠侵袭性大肠埃希氏菌等。对于出现免疫功能低下，患慢性或持续性腹泻或经抗生素治疗无效的患者，一般开展粪便寄生虫检测。有较长潜伏期的胃肠道疾病也可开展寄生虫检查。一般鉴定溶组织内阿米巴和蓝氏贾第鞭毛虫可直接从粪便样本中找到虫卵和寄生虫，但隐孢子虫和圆孢子虫则需要通过特殊的检测。应用抗原检测、分子生物学检验技术可以迅速确定临床样品中的某些细菌和病毒。

对接诊病人除按以上原则采集临床样本进行病原学检验外，在有些情况下还可结合病人的临床发病特点，采集病人呕吐物或可疑食物样品送有关微生物实验室和化学实验室检验。如需要了解更多的关于食源性疾病病原学检验工作信息，可咨询有关临床专家、临床检验人员及公共卫生检测机构的相关人员。

六、食源性疾病的预防

（一）保持清洁

保持清洁是防止微生物性食源性疾病传播的重要手段。洗手是最基本而有效的防范措施，使用洗涤液和温暖的流动水进行充分洗手，并在洗手后彻底干燥，能够有效地减少病原微生物的传播。不仅在进食前后要进行洗手，而且在食品加工和烹饪的过程中也要保持双手的清洁，确保食品制备过程中不引入有害微生物。此外，厨房用具、烹饪场所以及与食品接触的设备和餐具都应保持清洁，定期清洗和消毒，以最大限度地降低微生物传播的风险。对于食品储存的场所，特别是厨房，要注意防止苍蝇、蟑螂、老鼠等虫害的滋生，家中养的宠物也应避免进入厨房，以确保食品的安全性。

（二）生熟分开

在食品加工、储存和烹饪过程中，应当严格区分生的肉、禽类和海产品与其他食物，避免生食与熟食的直接接触。为此，可以采用两套不同的器皿、刀具、砧板等，分别用于

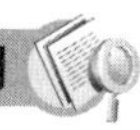

处理生食和熟食。这一措施的目的在于防止生食上可能携带的细菌通过接触传播到熟食上，从而引发食源性疾病。不仅仅是在食物上要做到生熟分开，同样重要的是在使用的工具和设备上也要实现生熟分离，以避免因混用而导致交叉污染的风险。在冷藏食品时，应将熟食放入保鲜盒内，并置于冰箱上层，以减少细菌的繁殖和扩散。这一系列措施的综合实施将有效提高食品安全水平，降低食源性疾病的发生率，为公众提供更加健康、安全的食品环境。

（三）烧熟煮透

食源性疾病的预防中，适当的烹调是一项至关重要的措施，其能够有效杀灭食品中的致病菌、病毒以及寄生虫，从而减少食源性疾病的传播风险。在此背景下，肉类、禽类、蛋类和海产品等食材的烹调要求尤为严格，其应完全煮熟，肉类和禽类的汁水应转变为清澈，而不得呈淡红色，以确保食物中心温度达到 70℃。对于大块肉，如整鸡，烹调时间更应延长，一般原则为煮沸并保持 10～15 分钟。此外，在隔夜餐饭再度食用前，亦应进行充分加热处理，以确保任何可能残留的微生物被有效灭活。避免贪食生鲜动物性食品尤为关键，特别是对于一些易于引发食源性疾病并在患者中可能导致严重后果的人群，如免疫功能缺陷者、基础性肝病患者、孕妇等危险人群，应特别避免食用生海产品。

（四）保持食物的安全温度

保持食物的安全温度也是食源性疾病预防中的另一重要考虑因素。易腐熟食在室温下不得存放超过 2 小时，所有易腐熟食，包括卤味、酸奶、巴氏杀菌乳、凉拌菜以及剩饭菜等，应迅速冷藏保鲜（保持在 5℃以下）。低温尽管有助于抑制微生物的生长，但冰箱并非绝对的安全保障，因为某些嗜冷菌仍可能在冷藏温度下滋生，其中典型的如单核细胞增生李斯特氏菌。因此，冷藏的熟食不应过长停留，再次食用时应进行充分加热。对于以保温方式储存的熟食，其温度在食用前应保持在 60℃以上，以确保微生物得到有效控制。这些细致入微的预防措施将有力地保障食品安全，降低食源性疾病的患病率，为公众提供更为可靠的饮食环境。

（五）使用安全的水和原材料

确保使用安全的水和原材料是食源性疾病预防的另一关键方面。在此背景下，购买食品时应避免选择无合法资质的食品摊贩销售的食品，以确保所选购的食品来源合法、安全可靠。食用水的质量也至关重要，其必须符合卫生要求，以防止水源污染引起的食源性疾病。蔬菜和瓜果等食材的选择也应极为谨慎，确保其新鲜度，避免食用腐败变质、超过保质期、具有感官异常等不符合食品安全标准的食品。这一系列措施旨在最大限度地减少食品中可能存在的有害微生物和毒素，从而降低食源性疾病发生的概率，保护公众的健康。

购买具有合法资质的食品，尤其是通过正规渠道购买，有助于确保食品的来源可追溯、生产过程受到监管。此外，饮用水的卫生要求是基本的卫生保障之一，因此，对水质的监测和控制显得尤为重要。新鲜的蔬菜和瓜果是均衡膳食的重要组成部分，但其新鲜度直接关系到其中营养成分的完整性，同时也与食源性疾病的预防密切相关。因此，避免食用已腐败变质、超过保质期限或存在感官异常的食品，是维护食品安全的基本要求。这一综合性的食品选择和使用安全水的措施，有助于构建更加可靠的食品供应链，提高公众饮食的整体安全水平。

任务二　食物中毒的预防及控制

一、食物中毒概述

（一）食物中毒的内涵

食物中毒是指食用了被有毒有害物质污染的食品或者食用了含有毒有害物质的食品后出现的急性、亚急性疾病。食物中毒是食源性疾病中最为常见的一类。所谓“有毒有害的食品”，是指健康人经口摄入可食状态和正常数量而发病的食品。因此，摄取不可食状态的食品（如未成熟的水果），摄取非正常数量的食品（如暴饮暴食而引起的急性胃肠炎），非经口摄入而由其他方式进入体内，食用者是特异体质对某种食品（如虾、蟹、牛乳等）发生过敏反应引起的疾病，经食物感染的肠道传染病（如痢疾、伤寒等）和寄生虫病（如旋毛虫病、囊虫病等），这些都不属于食物中毒的范畴。所以，正确理解食物中毒的概念，对于病人是否按照食物中毒急救治疗和引起发病的食品是否按有毒有害食品进行处理，对餐饮从业人员在实际工作中都有重要意义。

（二）食物中毒的风险因素

第一，食物在加工、运输、储存和销售过程中受到了病原微生物的污染，并快速繁殖出了大量的活菌，如沙门氏菌和变形杆菌等引起的食物中毒。

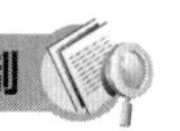

第二，食物受病原微生物污染后，在食物中产生了大量的毒素，如葡萄球菌、肉毒杆菌、黄曲霉等引起的食物中毒。

第三，在食物的生产、加工、运输、储存过程中被有毒化学物质污染，达到了中毒剂量，如农药、重金属和其他化学物质的污染引起的食物中毒。

第四，在某种条件下食物本身产生了大量的有毒物质，如发芽的马铃薯引起的食物中毒，或食物本身含有有毒物质，如河鲀和毒蕈引起的食物中毒。

二、食物中毒的种类与特点

（一）食物中毒的主要种类

食物中毒可按致病物不同分为以下五类。

第一，细菌性食物中毒。常见的引起细菌性食物中毒的细菌有沙门氏菌、金黄色葡萄球菌、副溶血性弧菌、致病性大肠杆菌、肉毒梭菌、蜡样芽孢杆菌等。

第二，真菌性食物中毒。常见的引起真菌性食物中毒的真菌有黄曲霉、节菱孢霉、镰刀菌等。

第三，动物性食物中毒。常见的引起动物性食物中毒的有河鲀、织纹螺、鱼胆、动物甲状腺等。

第四，植物性食物中毒。常见的引起植物性食物中毒的有发芽马铃薯、鲜黄花菜、四季豆、苦杏仁等。

第五，化学性食物中毒。常见的引起化学性食物中毒的物质有农药、重金属、亚硝酸盐以及其他有毒化学物质。

（二）食物中毒的共同特点

第一，有共同的致病食物。发病范围仅局限于那些在同一种环境下进食的人群中，这些人都是在同一地点（如同一个饭店或食堂）享用食物的。这种情况表明，发病可能与食物的加工过程或者环境条件有关。可能存在某种特殊的加工步骤或者环境因素，使食物被污染或者产生了有害物质，进而导致人群中出现疾病暴发。

第二，潜伏期较短、来势急剧。发病急，并具有暴发性，很多人在短时间内（一般发生在进食后 3 小时之内）同时或先后相继发病。

第三，症状相似。所有病人都有类似的临床表现，最常见的为急性肠胃炎症状，如腹痛、恶心、呕吐等。症状轻重可因摄入有毒有害食物的多少及个人体质的好坏等有所不同。

第四，不直接传染。人与人之间不直接传染，这是食物中毒与消化道传染病的重大区别。

食物中毒的这些共同特点，餐饮企业应高度重视。一旦发生食物中毒，不仅对顾客的健康会造成严重损害，而且对经营者的声誉及经济效益也会造成难以挽回的损失，甚至会面临刑事处罚。

三、细菌性食物中毒的预防及控制

细菌性食物中毒通常是由于食物中存在细菌或其毒素，如沙门氏菌、志贺氏菌、副溶血性弧菌等，导致人体出现急性胃肠炎症状，如恶心、呕吐、腹痛、腹泻等。这种疾病具有明显的季节性，夏秋季节由于温度适于微生物生长，易使食物变质，因此，细菌性食物中毒的发生率较高。

（一）细菌性食物中毒的发生条件

1. 有细菌污染源

（1）不洁的食品原料，已经过期、腐烂、变质或被污染的食品原材料，这些原料可能已经滋生了大量的细菌和其他微生物。

（2）食品制作人员，指那些直接参与食品生产和加工的人员，他们的手部卫生、工作服、操作台等都可能成为细菌污染源。

（3）老鼠、苍蝇、蟑螂等害虫，可能在食品生产和加工过程中传播细菌，因为它们常常栖息在脏乱的环境中，身上可能携带大量的细菌。

（4）不洁的抹布、工具设备，指在食品生产和加工过程中使用的未经过消毒或清洗的抹布、工具等，这些设备也可能成为细菌污染源。

2. 细菌进入食品

（1）加工生熟不同的两种食物使用同一块砧板或其他厨房用具，两次加工期间未彻底洗净，生原料上的细菌就会进入熟食品中。

（2）操作人员的手在接触某一细菌源（如鼻腔、排泄物、污染的餐具等）之后未洗手又去接触熟食品，细菌就会随手转移到未受污染的食品中。

（3）食品储存时不加盖子、抹布一布多用等都属于错误的操作方法，都会带来细菌性污染。

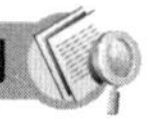

3. 食品适合细菌生长

通常，肉、蛋、奶、鱼等动物性食品及其制品，容易滋生细菌。

4. 食品在温热条件下放置一段时间

在25~27℃条件下，带有活菌的食品在温热条件下放置，细菌数由每克1000个增至每克100万个只需3~5小时，不仅细菌数量会急剧增多，而且部分细菌在生长过程中还会产生细菌毒素，如葡萄球菌肠毒素，这样会大大增加食物中毒的概率。

5. 食用被细菌污染的食品

食品在放置过程中未经冷藏，使致病菌繁殖到足以引起中毒的数量，食用前又未经彻底加热，或即使加热而未能破坏细菌产生的毒素，最后就会导致食物中毒。

（二）细菌性食物中毒的主要特点

第一，有明显的季节性，尤以夏秋季发生率最高。这是由于夏秋季节气温高、湿度大，各种微生物生长繁殖旺盛，加之人们在夏秋季节喜食生冷食物，造成细菌性食物中毒高发。

第二，动物性食品（如肉、蛋、奶、鱼类）是引起细菌性食物中毒的主要食品。其中肉类及熟肉制品居首位，其次有鱼、奶等。各种细菌也因其生长、繁殖条件不同，引发中毒的食物也不同。如沙门氏菌食物中毒多发生于肉类，副溶血性弧菌食物中毒多发生于海产品，葡萄球菌肠毒素食物中毒多发生于剩饭、凉糕等植物性食品。此外，与地区不同、地域人群的饮食习惯不同也有密切关系。例如，喜生食海鲜产品的地区和人群，副溶血性弧菌食物中毒较多。

第三，抵抗力低的人群是食物中毒的多发对象，如老人、儿童和病人。

第四，一般情况下，细菌性食物中毒的病死率较低，病程短、恢复快，愈后良好，仅肉毒梭菌毒素中毒例外。

（三）细菌性食物中毒的根本原因

第一，储存食品不当。如在8~60℃条件下存放熟制的高危易腐食品（如大米饭、豆腐等）2小时以上，或在不适当温度下长时间储存高危易腐（如牛奶、水产品等）的原料或半成品。

第二，未烧熟煮透食品，加工制作时食品的中心温度未达到70℃以上。食品未烧熟煮透的原因很多，主要是：①大块食品烧煮时间过短，如大块肉、大肉丸、百叶包肉、整禽等，容易造成外熟内生；②油炸食品尤其是外表拌有面粉的食品，如面裹鱼、面裹肉块等，裹面粉油炸后形成的外壳，影响了热的传导，容易造成外焦内生；③大批食品一次大锅烧煮，未充分翻动，火力不均匀，往往使中心和上层部分的食物半生半熟；④追求食品质地细嫩，如炒猪肝、白斩鸡、炒蛏子、煎荷包蛋等，炒的时间过短，没有炒熟；⑤时间紧迫，匆忙开餐；⑥烹调前未彻底解冻，烹调热量消耗在余冰上等。

第三，未充分再加热食品。经长时间储存的食品，在食用前未充分再加热至食品的中心温度达到70℃以上。

第四，生熟交叉污染。如熟制后的食品被生的食品原料污染，或被接触过生的食品原料的表面（如操作台、容器、手等）污染；接触熟制后食品的操作台、容器、手等被生的食品原料污染。

第五，生食品未彻底清洗、消毒，容易含有大量的致病菌。

第六，从业人员污染食品。从业人员患有消化道传染病或是消化道传染病的带菌者，或手部有化脓性或渗出性伤口，加工制作时由于手部接触等原因污染食品。

（四）细菌性食物中毒的预防措施

预防细菌性食物中毒，应按照防止食品受到病原菌污染、控制病原菌繁殖和杀灭病原菌三项基本原则，采取下列主要措施。

第一，避免污染。主要指避免熟制后的食品受到病原菌污染。例如，避免熟制后的食品与生的食品原料接触；从业人员经常性清洗手部，接触直接入口食品的从业人员还应在清洗手部后进行手部消毒；保持餐饮服务场所、设施、设备、加工制作台面、容器、工具等卫生清洁；消灭鼠类、虫害等有害生物，避免其接触食品。

第二，控制温度。采取适当的温度控制措施，杀灭食品中的病原菌或控制病原菌生长繁殖。例如，熟制食品时，使食品的中心温度达到70℃以上；储存熟制食品时，将食品的中心温度保持在60℃以上热藏或在8℃以下冷藏（或冷冻）。

第三，控制时间。尽量缩短食品的存放时间。例如，当餐加工制作食品后当餐食用完，缩短食品原料、半成品或即食成品的储存时间。

第四，清洗和消毒。例如，清洗所有接触食品的物品，清洗、消毒接触直接入口食品的工具、容器等物品，清洗、消毒生吃的蔬菜、水果。

第五，控制加工制作量。食品加工制作量应与加工制作条件相吻合。

食品加工制作量超过加工制作场所、设施、设备和从业人员的承受能力时，加工制作行为较难符合食品安全要求，易使食品受到污染，引起食物中毒。

（五）常见的细菌性食物中毒

1. 沙门氏菌食物中毒

沙门氏菌食物中毒主要来源于禽类肠道。如宰杀鸡时拉断肠管将可能使鸡肉携带沙门氏菌，沙门氏菌还可以通过蛋壳上的粪便污染，从蛋壳上的细缝和母鸡被感染的卵巢而进入蛋内。

（1）烹饪的杀菌作用。沙门氏菌不耐热，只要把食物彻底烹煮，就可以将其杀灭。

（2）预防措施。①防止污染。严禁使用病死畜禽作为烹饪原料，防止生熟交叉污染和食品从业人员带菌污染。②控制繁殖。肉类食品应置于10℃以下的低温处储存，应配备冷藏设备，并按照食品低温保藏的卫生要求储存食品。③杀灭病原体。对可能带菌的食品，在食用前使用加热灭菌法是预防沙门氏菌食物中毒的关键措施。

（3）特点及症状。沙门氏菌食物中毒在细菌性食物中毒中最为常见。常见症状包括恶心、头晕、出冷汗、全身无力、呕吐、腹泻、全身发热等，重者可引起痉挛、脱水、休克等。急性腹泻以黄色或黄绿色水样便为主，有恶臭。

2. 致病性大肠杆菌食物中毒

大肠杆菌属人畜粪便中的正常菌群，水受粪便污染后灌溉的蔬菜可带菌，畜禽屠宰过程中割破肠管会使肉中带菌，鸡蛋刚生下即受到污染，厨师接触生的原料后手上细菌还可能向熟食品转移。

（1）烹饪的杀菌作用。大肠杆菌菌体不耐热，通常的烹调方法就可以杀死。但其肠毒素有不耐热性肠毒素和耐热性肠毒素之分，不耐热性肠毒素对热不稳定，60℃加热30分钟即被灭活；耐热性肠毒素对热稳定，100℃加热30分钟不被破坏，仍然保持其活性，被该毒素污染的食品原料即使经烹制熟透，仍有引起食物中毒的风险。

（2）预防措施。不吃生食，在致病性大肠杆菌产毒前将其消灭。而针对该菌产生的毒素引起的中毒目前尚无有效的治疗方法。

（3）特点及症状。产毒性或致病性的大肠杆菌可在被感染的病人的粪便中找到，由病人与食品直接接触所传播，也可经空气或水传播。一般中毒症状为典型的胃肠道症状。大肠杆菌O157：H7为肠出血性大肠杆菌，产生肠毒素，造成肠出血，有少部分可发展为肾出血。主要症状是突发性腹痛，并危及肝、肾。在小儿中常导致溶血性尿毒综合征，威胁生命。

3. 副溶血性弧菌食物中毒

副溶血性弧菌主要分布于海水及沿海淡水中。在沿海地区的夏秋季节，常因食用大量被该细菌污染的海产品引起食物中毒。在非沿海地区则常因食用带菌的腌菜、腌鱼、腌肉等腌制食品发生中毒。

（1）烹饪的杀菌作用。副溶血性弧菌不耐热，只要把食物彻底烹煮，就可以将其杀灭。

（2）预防措施。①防止污染。生熟食品分开保存，防止生熟食品及其容器具的交叉污染、带菌者及手的污染。准备生食的食品绝不能用海水来冲洗。②控制细菌繁殖。海产品及其熟食品应低温储藏，最好不超过 2 天。因为副溶血性弧菌在 10℃ 以下即不能繁殖，2~5℃ 即停止生长。③杀灭病原体。烹调鱼、虾、蟹、贝类等海产品时应烧熟煮透，防止外熟里生，剩菜食用前应回锅煮透。

（3）特点及症状。副溶血性弧菌为分布极广的一种近海嗜盐性弧菌。副溶血性弧菌引起的食物中毒，潜伏期为 2~48 小时，但通常是在食用受感染的食物后 10~20 小时出现症状。主要症状为腹痛、腹泻、呕吐、发热、发冷、胃痉挛等。一般 2~5 天后痊愈。

4. 金黄色葡萄球菌肠毒素中毒

引起金黄色葡萄球菌食物中毒的食物有奶、肉、禽、蛋、鱼及其制品。经常发生的是奶油蛋糕、奶茶、荷包蛋、糯米凉糕、凉粉、高蛋白食品制作的剩菜、布丁、鸡蛋沙拉、奶酪等，以及一些冷食和稍微加热的食品。金黄色葡萄球菌是化脓性球菌之一，化脓部位常常是食物中毒病原的发生地，如皮肤（疮疖、痈、痘），呼吸道（急性呼吸道感染），口腔、鼻腔炎症的患部，患有乳腺炎乳牛的奶，带有化脓性感染的牲畜肉。操作人员在工作间隙不经意抓搔、掏鼻、抠耳后，未经消毒接触直接入口食品，易造成病原菌传播。

（1）烹饪的杀菌作用。用加热的方法很容易将金黄色葡萄球菌杀死，但其肠毒素比细菌体更能够抗热，能在 100℃ 沸水中存活 30 分钟以上。因此，食物中虽然没有活细菌，但有金黄色葡萄球菌产生的毒素仍能使食物有毒。金黄色葡萄球菌与其他食物中毒病原菌相比，还能在更高浓度的含盐食品中生长。

（2）预防措施。①加强对人员的管理，病人和面部、手部化脓或患上呼吸道感染者不能作为生产经营人员，应从食品生产经营系统中暂时调离，应当禁止有皮疹、感冒、腹泻或有伤口的人员处理食物；②食物尽量加盖子，减少空气源性污染；③食物应低温保藏、缩短存储时间，以防止肠毒素的产生。

（3）特点及症状。金黄色葡萄球菌本身不耐热，但它产生的肠毒素却较为稳定而不会被破坏。从摄入带有毒素的食物到发病，一般为 2~4 小时，主要症状为恶心，剧烈且反复呕吐，上腹部剧烈疼痛，腹泻和水样便，体温一般正常。极个别人因剧烈吐泻可造成脱水而虚脱或循环衰竭。病程 1~2 天，愈后良好。

5. 肉毒梭菌毒素食物中毒

肉毒梭菌为腐生菌，在适宜条件下（无氧，18～30℃）可以大量繁殖并产生毒素。多由植物性食品家庭式作坊自制发酵食品（如臭豆腐、豆豉、黄豆酱、面酱等）引起，也见于肉类和其他食品，如罐头、腊肉、熟肉制品等。

（1）烹饪的杀菌作用。肉毒梭菌能产生芽孢，这种芽孢能经受普通的烹煮而存活下来。但肉毒梭菌毒素并不耐热，100℃环境下 10～20 分钟可完全破坏。

（2）预防措施。餐饮业不可向客人提供家庭自制的罐头食品。对肉毒梭菌毒素食物中毒最有效的预防方法还是彻底加热，用亚硝酸盐加工腌肉也有杀菌作用。应重点加强食品生产过程中的卫生监督。如果发现罐头已膨胀、有气味或内装食品腐败的，严禁食用，绝对不可有侥幸心理。稍有可疑处，要经过较长时间的煮沸才能食用。

（3）特点及症状。肉毒梭菌毒素是现今已知的细菌毒素中毒性最剧烈的一种。肉毒梭菌毒素食物中毒潜伏期一般为 1～7 天。肉毒梭菌毒素中毒时可引起运动神经麻痹、脑神经麻痹，却无常见的呕吐、腹泻等症状。发病初期症状为头晕、头疼、口干，继而吞咽困难，咽喉肌和膈肌麻痹，丧失反应能力。严重者在 3～10 天内因呼吸困难及心肌麻痹而死亡。如果病人得以幸存，麻痹状态可能延续 6～8 个月。该病病死率高达 50%。

6. 蜡样芽孢杆菌食物中毒

蜡样芽孢杆菌食物中毒主要为米饭、米粉类食品，少数为肉类和豆类食品。引起中毒的食品，除米饭有时微黏，入口不爽或稍带异味外，大多数食品感官正常，无腐败变质现象。

（1）烹饪的杀菌作用。繁殖体不耐热，100℃环境下 20 分钟即可灭活。呕吐毒素耐热，126℃环境下 90 分钟不被破坏，常在米饭类食品中形成。腹泻毒素不耐热，45℃环境下 30 分钟或 56℃环境下 5 分钟均被破坏，它可在多种被污染的食品中形成。

（2）预防措施。①防止污染。在食品加工、运输、储存和销售过程中避免尘埃和空气等自然污染。②控制繁殖和产生毒素。各种食品必须注意在冷藏条件下进行短时间存放。剩饭及其他熟食品在食用前必须充分加热后再吃。要保证在 100℃环境下加热 20 分钟。

（3）特点及症状。蜡样芽孢杆菌是一种连锁状杆菌，条件不利于生长时能形成芽孢，但不同的是它是需氧菌，有氧才能生长。这类食物中毒发作很突然，而且往往又很快，但大多数情况下不会使人致死。蜡样芽孢杆菌可产生肠毒素，引起毒素性食物中毒。肠毒素又可分为呕吐毒素和腹泻毒素两种。症状为呕吐、腹痛，部分人可出现腹泻。

四、真菌性食物中毒的预防及控制

真菌性食物中毒是指因食用了被真菌或真菌毒素污染的食品而发生的食物中毒。

（一）真菌性食物中毒的根本原因

食品储存不当，受到真菌污染，在适宜的条件下污染的真菌生长繁殖，产生毒素。如霉变的谷物、甘蔗等含有大量真菌毒素。

（二）真菌性食物中毒的预防措施

被真菌毒素污染的食物对人类的危害是极大的，在餐饮业中，最重要的是学会鉴别食品卫生质量，不使用霉变原料，不食用被真菌毒素污染的食物。

第一，严把采购关，防止霉变食品入库。

第二，控制存放库房的温度、湿度，尽量缩短储存时间，定期通风，防止食品在储存过程中霉变。

第三，定期检查食品，及时清除霉变食品。

第四，加工制作前，认真检查食品的感官性状，不得加工制作霉变食品。

（三）常见的真菌性食物中毒

我国曾发生过的典型真菌毒素中毒有霉变甘蔗中毒、黄曲霉毒素中毒、赤霉病麦中毒等。

1. 霉变甘蔗中毒

甘蔗可以作为现榨果汁的原料，但如发生霉变，则有导致中毒甚至死亡的风险。

（1）中毒原因。甘蔗发生霉变主要是由于甘蔗在不良的条件下长期储存，如过冬，导致微生物大量繁殖所致。霉变甘蔗质地较软，瓤部的颜色比正常甘蔗深，一般呈浅棕色，闻之有酸馊味或霉味，这时会含有大量的节菱孢霉菌及其毒素 3-硝基丙酸，后者对神经系统和消化系统有较大的损害。

（2）中毒特点。①多发生在 2~4 月。潜伏期短者 10 分钟，长者十几个小时。重症病人多为儿童，严重者 1~3 日内死亡，幸存者常留有终身残疾的后遗症。②临床表现主要有呕吐、头晕、视力障碍，眼球偏侧凝视，阵发性抽搐，抽搐时四肢强直、屈曲、内旋，手呈鸡爪状，昏迷。③从中毒样品中可分离出节菱孢霉菌并可测定到 3-硝基丙酸。

（3）预防措施。不买、不吃霉变甘蔗，不用霉变甘蔗加工现榨果汁。为了防止甘蔗霉变，甘蔗储存的时间不能太长，同时注意防冻、防捂，并定期进行感官检查。发生中毒后应尽快洗胃、灌肠，以排除毒物，并对症治疗。目前尚无特效疗法。

2. 黄曲霉毒素中毒

在我国一些地区，黄曲霉毒素污染较严重。结合我国目前食品真菌毒素污染的实际情况，应采取防霉去毒及对食品中的真菌毒素含量进行监测等综合性措施。

黄曲霉毒素是由黄曲霉和寄生曲霉产生的一类代谢产物，具有极强的毒性和致癌性。黄曲霉毒素耐热，一般在烹调加工的温度下很少被破坏。在280℃时，发生裂解，其毒性可被破坏。紫外线对黄曲霉毒素有低度破坏性。

黄曲霉毒素主要作用于肝脏，病人出现中毒性肝炎，中毒症状为食欲差、呕吐、发热，接着出现黄疸、腹水、下肢水肿，甚至死亡。黄曲霉毒素持续摄入所造成的慢性毒性，主要表现是生长障碍，肝脏出现亚急性或慢性损伤及致癌作用。我国及部分亚非国家的肝癌流行病学调查资料显示，凡肝癌发病率高的地区，人类食物中黄曲霉毒素污染也较严重，实际摄入量也较多。

（1）中毒食品。黄曲霉毒素主要污染粮食和油料作物，如玉米、花生等。大豆中产毒量较低，原因之一是大豆受黄曲霉侵染后能激发产生大豆保卫素，抑制毒素的形成。我国长江沿岸以及南方高温、高湿地区的粮油及其制品黄曲霉毒素污染严重。而华北、东北和西北地区食品受污染较少。

（2）预防措施。

第一，去毒。黄曲霉毒素具有耐热性，我国常使用以下去毒方法。

挑除霉粒：除去小颗粒（皱缩的和极硬的颗粒），去除不易剥开的和褪色的果实，手工拣除变色的果实或用电子设备挑拣等，是去除污染的有效办法。

碾轧加工：大米中毒素常集中于表层。含毒糙米经碾轧加工，可降低黄曲霉毒素含量，精度高则去毒效果好。

脱胚去毒：将玉米研磨成3~4毫米碎粒，加清水浸泡，每天换水3~4次，连续浸泡3天，有较好的去毒效果。

加水搓洗：淘洗大米时用手搓洗，随水撇去悬浮物，反复5~6次，可除去部分毒素。

烘烤加热：在食品加工过程中，一些黄曲霉毒素会受到降解，如有报道花生在烘烤过程中，有近50%的黄曲霉毒素发生了改变，以至于再也检测不出黄曲霉毒素。炒花生能部分去除，但不能完全去除黄曲霉毒素。

加碱去毒：通过加碱将玉米制作成玉米薄饼等食品可有效地减少受污染玉米的黄曲霉毒素的浓度。这种食品制作方法是世界一些地区（如拉丁美洲的一些国家）常用的方法。

一些黄曲霉毒素很可能在碱水浸泡过程中被浸出，另一些则是受碱的化学作用而起变化。但如加工严重污染的玉米，这种过程仍不足以保证食品的安全性。

精深加工：油料果实经榨油后，大部分的黄曲霉毒素在油料的残渣中。在粗制植物油中剩下的少量黄曲霉毒素在用作肥皂原料时除去，肥皂原料是碱性提炼步骤的副产品。其余的微量黄曲霉毒素在脱色提炼步骤中去除，进而得到不含黄曲霉毒素的精制油。通常用花生制作花生酱和用坚果生产果仁糖果均可明显减少黄曲霉毒素的污染。尚有其他一些化学方法，如用氨或过氧化氢处理粮食或饲料以及花生蛋白提取物（食品添加剂的一种）的方法，也可采取物理方法去除污染与化学方法去毒相结合的方法。

第二，防止污染。花生、玉米收割后应迅速干燥，尽可能避免昆虫性损害（因为昆虫会带入霉菌孢子造成早期污染），隔离受污染与未受污染的食品，以及加强毒素的监测。我国制定了食品中黄曲霉毒素的限量标准，如玉米、花生仁、花生油、玉米及花生仁制品（按原料折算）黄曲霉毒素含量≤20 微克/千克，大米及其他食用油黄曲霉毒素含量≤10 微克/千克，其他粮食、豆类、发酵食品≤5 微克/千克。

3. 赤霉病麦与霉变玉米中毒

我国很早就知道赤霉病麦可引起人畜中毒。20 世纪 60 年代以后，全国特别是长江流域各省均有赤霉病麦和赤霉病玉米中毒报告，中毒的发生往往与麦谷类赤霉病的流行有关。

（1）中毒特点。麦类、玉米等谷物被镰刀菌侵染引起的赤霉病是一种世界性病害，它的流行除了造成严重的减产，还会引起食物中毒。

从赤霉病麦中分离到的主要菌种是禾谷镰刀菌（无性繁殖期的名称，有性繁殖期的名称叫玉米赤霉），赤霉病麦中的主要毒素是单端孢霉烯族化合物中的脱氧雪腐镰刀菌烯醇、雪腐镰刀菌烯醇和玉米赤霉烯酮，这些毒素对热稳定，一般的烹饪方法不能将它们破坏而去毒。单端孢霉烯族化合物的主要毒性作用为细胞毒性、免疫抑制和致畸作用，可能有弱致癌性。其中脱氧雪腐镰刀菌烯醇中毒时，主要引起呕吐，故也称呕吐毒素。猪和牛等家畜摄食被玉米赤霉烯酮污染的谷物或饲料引起动物雌性激素综合征，主要表现为阴道和乳腺肿胀、子宫肿大和外翻，严重情况下可发生子宫脱垂等。

赤霉病多发生于多雨、气候潮湿地区，在全国各地均有发生，以淮河和长江中下游一带最为严重。

（2）预防措施。①去除或减少粮食中的病粒、毒素；②加强生产和储藏期的防霉工作，包括选用抗霉品种、使用杀真菌剂和及时脱粒晾晒降低水分、勤翻晒及通风等；③制定粮食中毒素的限量标准，加强粮食的卫生管理。

五、有毒动植物性食物中毒的预防及控制

（一）动物性食物中毒

动物性食物中毒是指某些动物性食物体内含有有毒的天然成分，由于它们的外观形态与无毒的品种相似，容易混淆而误食，或是因为食用方法、储存方法不当而引起的食物中毒。

1. 动物性食物中毒的根本原因

（1）食用天然含有有毒成分的动物或动物组织。如食用野生河鲀或未经农产品加工企业加工的河鲀、织纹螺、鱼胆、动物甲状腺。

（2）在一定条件下，可食的动物性食物产生了大量有毒成分。如组氨酸含量较高的鲐鱼等鱼类在不新鲜或发生腐败时，产生大量组胺。

2. 动物性食物中毒的预防措施

（1）河鲀引起的食物中毒。禁止采购、加工制作所有品种的野生河鲀和未经农产品加工企业加工的河鲀。

（2）鲐鱼引起的食物中毒。采购新鲜的鲐鱼；在冷冻（藏）条件下储存鲐鱼，并缩短储存时间；加工制作前，检查鲐鱼的感官性状，不得加工制作腐败变质的鲐鱼。

3. 常见的动物性食物中毒

（1）河鲀中毒。河鲀是一种海洋鱼类，河鲀口小头圆，背部黑褐色，腹部白色，大的长达 1 米，重 10 千克左右，眼睛平时是蓝绿色，可以随着光线的变化自动变色，是一种味道鲜美但含有剧毒物质的鱼类。我国常见的河鲀约有 40 种，其中常引起人中毒的主要有星点东方鲀、豹纹东方鲀等。

河鲀中毒是世界上最严重的动物性食物中毒。河鲀所含的有毒成分为河鲀毒素（河鲀毒素是小分子化合物，其理化性质稳定，煮沸、盐腌、日晒均不被破坏，在 100℃加热 7 小时，200℃以上加热 10 分钟才被破坏，是毒性极强的非蛋白质类毒素）。河鲀的肝、脾、肾、卵巢和卵、皮肤及血液都含有毒素，一般以卵巢最毒，肝脏次之。一般河鲀的肌肉无毒，但鱼死后毒素渗入肌肉也能使其含有毒素。春季为雌鱼的卵巢发育期，是河鲀的产卵季节，因此春季是河鲀中毒的高发期。世界各国均有人因河鲀肉质鲜美而“拼死吃河鲀”，所以每年都有多起因河鲀中毒而死亡的悲剧发生，多发生在日本、东南亚及我国沿海、长江下游一带。

河鲀毒素是一种很强的非蛋白质、高活性的神经毒素，主要作用于神经系统，阻断神经肌肉的传导，可引起呼吸中枢和血管运动中枢麻痹而死亡。0.5 毫克的河鲀毒素就可以毒死一个体重 70 千克的人。河鲀中毒的特点是发病急速而剧烈，致死时间最快可在发病后 10 分钟，潜伏期 10 分钟至 3 小时。早期有手指、舌、唇刺痛感，然后出现恶心、呕吐、腹痛、腹泻等胃肠症状，以及四肢无力、发冷、口唇和肢端知觉麻痹。重症病人瞳孔与角膜反射消失，四肢肌肉麻痹，甚至发展到全身麻痹、瘫痪。病人呼吸表浅而不规则，严重者呼吸困难、血压下降、昏迷，最后死于呼吸衰竭。目前对此尚无特效解毒剂，对病人应尽快给予排出毒物和对症处理。造成中毒的主要原因是不会识别而误食，也有少数人因喜食河鲀，但未将毒素去除干净而引起。中毒后多在 4~6 小时内死亡，病死率一般为 20%，严重时可达到 40%~60%。一般的加热烹调或加工方法都很难将毒素清除干净。

（2）肉毒鱼类中毒。肉毒鱼类是指其肌肉或内脏含有毒素的鱼类。此类中毒早在 16 世纪已有报道。肉毒鱼类在太平洋、印度洋、大西洋热带和亚热带海域分布广泛，种类很多。据初步统计，属于肉毒鱼类的有 300 余种，在我国主要分布在广东和海南沿海，也有少数种类分布在东海南部和台湾地区，有 20 多种，如黄边裸胸鳝、斑点裸胸鳝、大鲟、斑点九棘鲈、棕点石斑鱼、单列齿鲷等。

肉毒鱼类的外表和一般食用鱼类无多大差别，因此区别难度很大，容易造成误食中毒。吃了肉毒鱼类，一般在进食后 1~6 小时出现症状，先是口唇、舌、咽喉部产生刺痛感，继之出现麻痹。严重中毒者，肢体感觉异常，出现冷热倒错（冷感为烧灼，温感为冷），而后出现全身性肌肉运动失调、痉挛、抽搐、发音困难、昏迷，直至呼吸麻痹而死亡。目前尚无特效药可治，因此，饮食业不得选用和加工这些肉毒鱼类。

（3）胆毒鱼类中毒。胆毒鱼类指鱼胆含有毒素的鱼类。在我国一些地区，民间流传鱼胆可以“清热明目”“止咳平喘”等，因而发生吞服鱼胆引起中毒事件，严重者可引起死亡。胆毒鱼类主要是鲤科鱼类，我国主要的淡水经济鱼类如青鱼、草鱼、鳙鱼和鲤鱼都属于此类。其中以服用草鱼鱼胆中毒者多见，因此在烹饪加工前，厨师务必采取正确的方法将鱼胆去除干净。

鱼胆汁中的有毒成分过去被认为是胆汁毒素，可能与胆汁中的组胺、胆盐及氧化物有关。相关研究认为 5-α-鲤醇为其有毒成分，其耐热性强，主要损害肾及肝脏，亦可损害心、脑等。

（4）血毒鱼类中毒。血毒鱼类指血液中含有毒素的鱼类。该毒素易被热和胃液破坏，因此煮熟后进食不会中毒。我国血毒鱼目前仅知两种，即广泛分布于江河的鳗鲫和黄鳝。该类中毒一般和民间传说“生饮鱼血能滋补强身”有关。中毒症状多为腹泻、恶心、皮肤瘙痒、呼吸困难等。

（5）鱼类组胺中毒。鱼类组胺中毒是由于食用了含有一定数量组胺的鱼类食品所引起的过敏性食物中毒。该种过敏性食物中毒主要发生在不新鲜或腐败的鱼中，容易产生组胺的鱼类主要是海产鱼中的青皮红肉鱼（鱼体盐分浓度在3%~5%时最易产生组胺，故组胺中毒多见于海产鱼类），如蜻鲇鱼、金枪鱼、秋刀鱼等，一般这些鱼含有较多的组氨酸，经脱羧酶作用强的细菌作用后，产生大量组胺。一般引起人体中毒的组胺摄入量为每千克体重 1.5 毫克，但与个体对组胺的敏感性关系很大。

为了防止鱼类组胺中毒，必须做好鱼类原料的储藏保鲜工作，防止鱼类腐败变质，并且对易产生组胺的鱼类，烹调前应去内脏、洗净，切段后在冷水或盐水中浸泡几个小时，以减少组胺量，然后选用加热充分的烹调方法，比如红烧或清蒸、酥焖，不宜油煎或油炸。组胺为碱性物质，烹调时可适量放些雪里蕻或红果，加少许食醋，可降低组胺毒性。体弱、过敏体质的人及患有慢性支气管炎、哮喘、心脏病等病人最好不食用或少食用青皮红肉鱼类。

（二）植物性食物中毒

植物性食物中毒是指某些植物性食物体内含有有毒的天然成分，由于它们的外观形态与无毒的品种相似，导致混淆而误食，或是因为食用方法、储存方法不当而引起的食物中毒。

1. 植物性食物中毒的根本原因

（1）食用天然含有有毒成分的植物或其制品，如食用有毒蘑菇、鲜白果、曼陀罗果实或种子及其制品等。

（2）在一定条件下，可食的植物性食物产生了大量有毒成分，加工制作时未能彻底去除或破坏有毒成分。如马铃薯发芽后，幼芽及芽根部分产生大量龙葵素，加工制作不当未能彻底去除龙葵素。

（3）植物中天然含有有毒成分，加工制作时未能彻底去除或破坏有毒成分。如烹饪四季豆的时间不足，未能完全破坏四季豆中的皂素等；煮制豆浆的时间不足，未能彻底去除豆浆中的胰蛋白酶抑制物。

2. 植物性食物中毒的预防措施

（1）毒蘑菇引起的食物中毒。禁止采摘、购买、加工制作不明品种的野生蘑菇。

（2）四季豆引起的食物中毒。烹饪时先将四季豆放入开水中烫煮 10 分钟以上再炒，每次烹饪量不得过大，烹饪时使四季豆均匀受热。

（3）豆浆引起的食物中毒。将生豆浆加热至 80℃时，会有许多泡沫上涌，出现“假沸”现象。应将上涌泡沫除净，煮沸后再以文火维持煮沸 5 分钟以上，可彻底破坏豆浆中的胰蛋白酶抑制物。

（4）发芽马铃薯引起的食物中毒。将马铃薯储存在低温、无阳光直射的地方，避免马铃薯发芽。

3. 常见的植物性食物中毒

（1）毒蘑菇。中毒蘑菇又称蕈类，属于真菌植物。毒蘑菇是指食后可引起中毒的草类，在中国有 100 多种，对人生命有威胁的有 20 多种。毒蘑菇的有毒成分十分复杂，一种毒蘑菇可以含有几种毒素，而一种毒素又可以存在于数种毒蘑菇之中。毒蘑菇中毒多发生在个人采集野生鲜菇，误食而引起。

蘑菇种类繁多，有毒与无毒蘑菇不易鉴别。毒蘑菇中毒在绝大多数情况下是由于误食造成的，预防毒蘑菇中毒最根本的办法是大力宣传不要采摘并食用自己不认识的蘑菇，一旦出现中毒现象，及时采取催吐、导泻、灌肠等方法迅速排出毒素，及时抢救。

（2）发芽马铃薯中毒。马铃薯，俗称土豆或山芋。马铃薯含有龙葵碱，在正常情况下龙葵碱含量较少，在储藏过程中逐渐增加，但当马铃薯储藏不当，至马铃薯发芽或部分变绿时，其幼芽和芽根部分的龙葵碱含量迅速增加，烹调时又未能去除或破坏掉龙葵碱，人食入后可引起中毒，尤其在春末夏初季节多发。龙葵碱对胃肠道黏膜有较强的刺激作用，对呼吸中枢有麻痹作用并可引起脑水肿，重症可因呼吸麻痹而死亡。此外，对红细胞有溶血作用。

因此，预防发芽马铃薯中毒最主要的是要将马铃薯低温储藏，尽量避免阳光直射，防止发芽；尽量不吃发了芽的马铃薯。若生芽较少，烹调前应彻底挖去芽根，并将芽根周围的皮削掉一部分，这种马铃薯不宜炒着吃，应煮、炖、红烧，充分加热，或在烹制中加醋，以加速破坏龙葵碱。

（3）四季豆中毒。四季豆即豆角，因地区不同又称为菜豆、芸豆等，是一种常见蔬菜。四季豆煮熟后无毒，但生豆角尤其是霜打后的豆角含较多的皂素和植物性凝集素，能够引起食物中毒。该类中毒一年四季均可发生，以秋季下霜前后较为常见。我国常年有四季豆中毒事件报道。多发于集体食堂，由于其易清洗的特点而被众多食堂作为食材，但食堂里往往一次性烹调加工量较大，不易加热充分，并且有的厨师过分追求食物爽脆的口感，在四季豆并未完全熟透的情况下，就盛装入盘，导致中毒事件的发生。

四季豆中毒的发病潜伏期一般不超过 5 小时。主要症状为恶心、呕吐、腹痛、腹泻等胃肠炎症状，少数人伴有头痛、头晕、出冷汗等症状。通常无须治疗，病程较短，愈后良

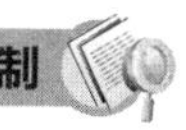

好，但严重者应送往医院治疗。预防方法是，必须把全部四季豆煮熟焖透。另外，还要注意，老四季豆及其两头和豆荚毒素含量较多，应尽量避免食用。

（4）鲜黄花菜中毒。黄花菜又名黄花、金针菜，鲜黄花菜里含有秋水仙碱，本身无毒，但一旦摄入体内后能迅速被氧化成为二秋水仙碱，这是一种毒性很大的物质，能强烈刺激肠胃和呼吸系统。成年人如果一次食入0.1~0.2毫克的秋水仙碱（相当于50~100克鲜黄花菜），就可引起中毒。中毒者一般在食后1~3小时发病，开始多感咽喉及胃部不适，有烧灼感，继而出现恶心、呕吐、腹痛、腹泻等症状，腹泻频繁剧烈，多呈水样便或血性便。此外，还会有头晕、头痛、发冷、乏力，甚至麻木、抽搐等症状，可抑制呼吸而致死亡。

预防方法是，必须在烹调鲜黄花菜之前用沸水进行焯烫。市面上的干制黄花菜，已经过净水浸泡、沸水焯烫工艺，秋水仙碱已被破坏，所以食用干制黄花菜不会引起中毒。发生食用鲜黄花菜中毒者，应送医院进行治疗。

（5）含氰苷类植物中毒。含氰苷类植物中毒常由苦杏仁、苦桃仁、枇杷仁、李子仁、樱桃仁和木薯引起，但以苦杏仁引起的最为多见，后果最严重。有毒成分为氰苷，经水解能形成氢氰酸，氢氰酸有剧毒。

苦杏仁中毒潜伏期为半小时至数小时，一般1~2小时。主要症状为口内苦涩、流涎、头晕、头痛、恶心、呕吐、心慌、四肢无力，继而出现不同程度的呼吸困难、胸闷。严重者意识不清、呼吸急促、四肢冰冷、昏迷，继之意识丧失，瞳孔散大，对光反射消失，牙关紧闭，全身阵发性痉挛，最后因呼吸肌麻痹或心跳停止而死亡。

对于群众应加强宣传教育，不生吃各种苦味果仁，尤其儿童更要注意。若食用果仁，必须用清水充分浸泡，再敞锅蒸煮。不吃生木薯，食用时必须将木薯去皮，加水浸泡2天，再敞锅蒸煮后食用。

六、化学性食物中毒的预防及控制

化学性食物中毒是指人经口摄入了正常数量、在感官无异常，但含有较大量化学性有害物的食物后，引起的身体出现急性中毒的现象。

（一）化学性食物中毒的根本原因

第一，在种植或养殖过程中，食用农产品受到化学性物质污染，或在食用前，食用农产品中的农药或兽药残留剂量较多。

第二，在运输、储存、加工制作过程中，食品受到化学性物质污染。如使用盛放过有机磷农药的容器盛放食品，导致食品受到有机磷农药污染。

第三，误将化学性物质作为食品、食品添加剂食用、饮用或使用。如误将甲醇燃料作为白酒饮用，误将亚硝酸盐作为食盐使用。

第四，食品中的营养素发生化学变化，产生有毒有害物质。如食用油脂酸败后，产生酸、醛、酮类及各种氧化物等。

第五，在食品中添加非食用物质，或超剂量使用食品添加剂。

（二）化学性食物中毒的预防措施

第一，农药引起的食物中毒。使用流水反复涮洗蔬菜（油菜等叶菜类蔬菜应掰开后逐片涮洗），次数不少于 3 次，且先洗后切。接触农药的容器、工具等做到物品专用，有醒目的区分标识，避免与接触食品的容器、工具等混用。

第二，亚硝酸盐引起的食物中毒。禁止采购、储存、使用亚硝酸盐（包括亚硝酸钠、亚硝酸钾），避免误作食盐使用。

第三，规范使用食品添加剂。禁止乱用、滥用食品添加剂，或者将非食品用添加剂用于食品生产加工。企业应对食品添加剂实行专人保管。

（三）常见的化学性食物中毒

1. 亚硝酸盐中毒

“亚硝酸盐是一种剧毒物质，1~2 克可致人死亡，外观颇似食盐。”[①] 亚硝酸盐中毒一般是因食入含有大量硝酸盐和亚硝酸盐的食物，或误将亚硝酸盐当作食盐食用而引起的急性食物中毒。

（1）食物中亚硝酸盐的来源。与植物生长的土壤有关，大量施用硝酸盐类肥料的土壤，蔬菜中亚硝酸盐含量增高；蔬菜储存过久或发生腐烂则亚硝酸盐含量升高；煮熟的蔬菜放置太久，原含有的硝酸盐会在细菌的作用下还原为亚硝酸盐；腌制蔬菜在 7~15 天亚硝酸盐含量较高；肉制品过量加入作为发色剂的硝酸盐或亚硝酸盐，或用硝酸盐当食盐等因素下，食物中亚硝酸盐含量大大增加，可引起中毒。对于胃肠功能紊乱者，过量摄入含硝酸盐多的蔬菜时，也会导致中毒的发生。较严重亚硝酸盐中毒事件的主要原因是误食和添加过量。例如，在一些腌卤食品中，为了发色和防腐添加过量的亚硝酸钾，会导致此中毒发生。长时间加热或反复利用的火锅中也存在亚硝酸盐食物中毒的可能，甚至有些非法

① 薛秀英，刘红娥. 27 例亚硝酸盐中毒的急救及护理［J］. 护理研究，2007，21（24）：2192-2193.

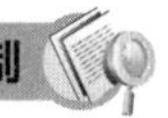

食品加工作坊利用硝酸盐和亚硝酸盐来给腐败肉类上色。

（2）中毒特点。组织缺氧，出现青紫症状，严重者因呼吸麻痹而死亡。另外，大量硝酸盐和亚硝酸盐进入食品，还会增加亚硝胺的慢性中毒和致癌的可能。

（3）预防措施。

第一，不要在短时期内集中吃大量叶菜类蔬菜，如菠菜、小白菜等。在一个时期内吃大量蔬菜时，可先将蔬菜在开水中焯 5 分钟，弃汤后再烹调食用。

第二，应妥善储存蔬菜，防止腐烂，保持蔬菜新鲜，切勿过久存放蔬菜，不吃腐烂的蔬菜。

第三，不用苦井水煮饭和烹饪食物。

第四，饭菜要现做现吃，不吃存放过久的熟菜。

第五，腌菜要腌透，腌 20 天以上再吃。但现腌的菜，最好马上就吃，不能存放过久。腌菜时要选用新鲜菜。

第六，搞好厨房卫生，特别是锅和容器必须洗刷干净，不饮用过夜的温锅水，也不用过夜的温锅水做饭。

第七，严格控制肉制品中食品添加剂的使用，控制其他引起食物中亚硝酸盐含量增加的因素，避免误食。

第八，婴幼儿食品中不应含有使硝酸盐还原为亚硝酸盐的枯草杆菌等。

2. 农药中毒

农药种类较多，广泛应用于农牧业，用于防治病虫害，去除杂草，调节农作物生长。

（1）中毒原因。有机磷农药大多为油状液体，对人和动物有较高的毒性。有机磷农药中毒主要是由于其污染食物引起的。有些人群不注意区分盛装食物的器皿是否装过农药，就用其盛装酱油、醋、酒、食用油等，更有甚者把农药与食品混放，造成污染，也有运输工具污染后再装载食品引起污染。农药中毒的事件发生多是由于农民在种植蔬菜、水果时过度喷洒农药，更有甚者使用国家禁用于蔬菜的高毒农药在蔬菜成熟期喷洒，从而引发中毒。

（2）中毒特点。有机磷农药一般通过人的口或皮肤等途径进入人体引发中毒。经口中毒时，潜伏期大多在半小时内，短的 10 多分钟，长的可达 2 小时。中毒的轻重与摄入量有关，中毒严重的死亡率较高。

（3）预防措施。农药中毒的预防重在强调农药对人体的危害性，并且要专人保管，不能与食物混放。严禁用盛装过农药的器皿盛装食物。在喷洒农药时要严格执行国家农药安全使用标准。喷洒过农药的蔬菜、水果等食品要经过规定的安全时间间隔后方可上市。蔬菜、水果食用前要洗净，用清水浸泡后再烹制或食用。厨师更要积极了解并掌握农药使用的季节性及厨房控制措施。

清洗水果和蔬菜上农药残留的常用方法如下。

第一，清水浸泡洗涤法。主要用于水果及叶菜类蔬菜，如菠菜、生菜、小白菜等。一般先用清水冲洗掉表面污物，剔除可见有污渍的部分，经清洗浸泡 2~3 次，基本上可清除绝大部分残留的农药成分。

第二，碱水浸泡清洗法。大多数有机磷农药在碱性环境下，可迅速分解。一般在 500 毫升清水中加入食用碱 5~10 克配制成碱水，将初步冲洗后的水果、蔬菜置于碱水中，根据菜量配足碱水，浸泡 5~15 分钟后用清水清洗，重复洗涤 3 次左右效果更好。

第三，加热烹饪法。常用于芹菜、圆白菜、青椒、豆角等。由于氨基甲酸酯类杀虫剂会随着温度升高而加快分解，一般将清洗后的蔬菜放置于沸水中 2~5 分钟后立即捞出，然后用清水清洗 1~2 遍后，即可置于锅中烹饪成菜肴。

第四，清洗去皮法。对于带皮的水果、蔬菜，可以用锐器削去皮层，食用肉质部分，这样既可口又安全。

第五，储存保管法。某些农药在存放过程中会随着时间推移缓慢地分解为对人体无害的物质。所以有条件时，应将某些适合于储存保管的果品购回存放一段时间（10~15 天），食用前再清洗并去皮，效果会更好。

3. 甲醇中毒

“甲醇的中毒和损害在全世界范围内不断发生，其毒性的产生主要与其代谢产物甲酸的蓄积有关。甲酸盐抑制细胞色素氧化酶的活性，干扰了线粒体能量代谢，ATP 合成减少，产生视网膜和视神经损害。”①

（1）中毒原因。引起甲醇中毒的主要原因是饮用了用甲醇兑制或用工业酒精兑制造假的白酒、黄酒等酒类，也可能因酿酒原料或工艺不当致蒸馏酒中甲醇超标，饮用后引起中毒。我国近年连续多次发生较重大的假酒中毒事件。

（2）中毒特点。甲醇是无色、透明的液体，可与水、乙醇任意混合，是一种有剧毒的化工原料和有机溶剂。甲醇经消化道很容易被吸收，是强烈的神经和血管毒物，对肝、肾，特别是眼球有选择性损害作用，误饮 40%甲醇 5 毫升可致严重中毒，10 毫升可致失明，30 毫升即可致命。

（3）预防措施。甲醇中毒的预防关键在于加强对白酒生产的监督、监测，未经检验合格的酒类不得销售。

---

① 张蕊石，王竫华，白海青. 甲醇中毒对视网膜损害的研究进展［J］. 眼科新进展，2005，25（1）：93-95.

项目四　餐饮食品的安全控制

任务一　烹饪原料的安全控制

一、烹饪原料采购的安全控制

（一）采购的主要环节

采购除了要考虑烹饪原料的品种、数量，更要考虑烹饪原料的质量和安全。烹饪原料的质量和安全不达标，即使价格再便宜，也不能进行采购。采购的时候应尽可能从当地获得市场准入许可的合法供应商、中间商、超市及定点基地采购，并定期评估其烹饪原料的质量和安全。

（二）采购供应商选择

选择放心的供应商是保证食品安全的第一步，必须考虑以下因素。

第一，放心的供应商应有生产或销售相应种类食品的许可证。

第二，放心的供应商应具有良好的信誉，这点可以通过实地调研考察或者询问行业内的其他单位得以证实。

第三，大量使用的烹饪原料，应建立相对固定的原料供应商和供应地，一旦出现问题，能找到供应商。

第四，不定期到实地检查供应商，或不定期选择准备采购的原料送到实验室进行检验。

第五，建议对每种原料确定备选的供应商，以便在一家供应商因各种情况停止供货时，能够及时从其他供应商处采购到符合要求的原料，而不会发生原料断货或者卫生质量不符合要求的情况。

（三）采购的索证工作

1. 索取购物凭证

为便于溯源，采购时应索取并保留购物发票或凭证并留存备查；送货上门的，必须确认供货方有食品卫生许可证，并留存对方的联系方式，以便万一发生问题时可以追溯。餐饮业经营者应根据相关规定的要求，建立食品采购索证、进货验收和台账记录制度，指定专（兼）职人员负责食品索证、验收及台账记录等工作。

2. 查验相关证明

采购烹饪原料前应该查验以下证件执照。

（1）供应商和生产单位的食品卫生许可证（未经加工的农产品除外）。

（2）加工产品的生产单位生产许可证。

（3）加工产品的检验合格证（检验机构或生产企业出具）。

（4）畜禽肉类（不包括加工后的制品）的检疫合格证明（动物卫生监督部门出具）。

（5）进口食品的卫生证书（口岸食品监督检验机构出具）。

（6）豆制品、非定型包装熟食卤味的送货单（生产企业出具）。

3. 索证注意事项

（1）许可证的经营范围应包含所采购的烹饪原料。

（2）检验合格证，核实证书上产品的名称、生产厂家、生产日期等。

（四）采购的安全要求

1. 烹饪原料的安全要求

（1）烹饪原料的采购应符合国家有关卫生标准和规定的有关要求，并应进行验收，不得采购《中华人民共和国食品安全法》规定禁止生产经营的食品。

（2）采购烹饪原料时应索取发票等购货凭据，并做好记录；向食品生产单位、批发市场等批量采购烹饪原料时，还应索取食品卫生许可证、检验（检疫）合格证明等。

（3）入库前应进行验收，出库和入库时应登记，做好记录。

（4）烹饪原料运输工具应保持清洁，防止烹饪原料在运输中受到污染。

2. 禁止生产经营的食品

（1）腐败变质、油脂酸败、霉变、生虫、污秽不洁、混有异物或者其他感官性状异常，可能对人体健康有害的食品。

（2）含有毒、有害物质或者被有毒、有害物质污染，可能对人体健康有害的食品。

（3）含有致病性寄生虫、微生物或者微生物毒素含量超过国家限制标准的食品。

（4）未经兽医卫生检验或者检验不合格的肉类及其制品。

（5）病死或者死因不明的畜禽肉类、水产品等及其制品。

（6）容器包装污秽不洁、严重破损或者运输工具不符合安全要求造成污染的食品。

（7）掺假、掺杂、伪造等食品，影响营养和安全的食品。

（8）用非食品原料进行加工，加入非食品用化学物质进行加工或者将非食品当作食品的食品。

（9）超过保质期的食品。

（10）为防病等特殊需要，国务院卫生行政部门或者省、自治区、直辖市人民政府专门规定禁止出售的食品。

（11）含有未经国务院卫生行政部门批准使用的食品添加剂或者农药残留量超过国家规定允许量的食品。

（12）其他不符合食品卫生标准和安全要求的食品。

（五）采购的人员管理

采购人员属于餐饮从业人员，应具有健康证明才能上岗。

采购人员应具备廉洁和诚实的品格，绝不能在烹饪原料质量安全问题上做出妥协；采购时要合理把握烹饪原料的量，既要保证长贮期原料的保存维持在适度的水平，又要避免鲜活原料过剩。因此，采购人员需要了解以下内容。

第一，了解各类烹饪原料的名称、产地、品质、特性、价格、上市季节和易腐性；这些知识对烹饪原料的选择、采购数量与卫生安全的控制是必要的。

第二，熟悉烹饪原料市场行情、各类烹饪原料的销售渠道，熟悉批发商和零售商，积极组织货源，采购到质优价廉的烹饪原料。

第三，熟悉餐饮企业的菜单，熟悉厨房的加工、切配和烹调的各个环节，要明确各自烹饪原料的损耗情况及烹调特点，能根据餐饮企业需要混合市场行情制订当天和近期的采购计划。

第四，严格执行食品卫生法规和安全制度，在烹饪原料采购、运输中人不离货，防止破损和交叉污染等。

第五，必须认真学习并坚决执行有关的卫生法规，杜绝采购属于禁止生产经营的烹饪原料。

二、烹饪原料验收的安全控制

验收的目的是对采购的烹饪原料的进一步检查，对采购的数量和质量加以评估，对价格进行核查，最后决定是接收还是拒收。验收过程中发生了烹饪原料所有权的转移，如果原料验收时没有按照规范进行，接收了不符合要求的烹饪原料，最终必然会使经营成果受到严重影响。采购的所有烹饪原料，无论是直接供厨房使用的鲜活蔬菜，还是需要入库的其他物资，都必须由验收人员根据采购单严格、认真地按照数量、质量对照发票进行验收。在签发验收单后，将有关烹饪原料按规定手续直接拨付或入库，要求做到货票相符、票款相符。否则，成本不能控制，质量无法保证。

（一）烹饪原料的验收要点

第一，大米。有检验报告，包装袋要有 QS 标志，注明厂家、厂址、生产日期、保质期。

感官鉴别：米粒完整，大小均匀，表面光滑，无虫害，无黄头，无杂质，呈乳白色半透明状；无霉味，无异味。

第二，面粉。有检验报告，包装袋要有 QS 标志，注明厂家、厂址、生产日期、保质期。

感官鉴别：面粉呈白色或微黄色，色泽均匀，不发暗；粉末状，不结块，无霉变，无杂质；具有正常的面粉香味，无异味。

第三，食用油。有检验报告，包装袋要有 QS 标志，注明厂家、厂址、生产日期、保质期。

感官鉴别：正常油脂为淡黄色并且是透明液体，无浑浊，无明显的沉淀物；无焦臭、酸败及其他异味，并有香味。

第四，肉类。每次必有检疫证明。

感官鉴别：鲜肉要干燥，肌肉切面有光泽，红色均匀；手指按压鲜肉后凹陷即复原，用白纸贴上去黏性很强，肌肉结实而有弹性；无异味，具有纯正的肉香味。

第五，水产品。水产品要求是新鲜活品。

感官鉴别：表面光泽保持自然色调，形体正常；鱼眼凸出，黑亮，鳃鲜红；保鲜水产品要新鲜，外表发亮，无腐烂臭味。

第六，鸡蛋。鸡蛋壳清洁完整发亮，蛋壳外表有白色粉末状；打开后蛋黄膜不破裂，凸起完整，蛋黄、蛋白分明。

第七，酒水。白酒要来自正规的生产厂家，注明生产日期，外包装要完整，有生产厂家、厂址、生产日期和保质期标识；无色透明，具有本身特有的醇香味；无悬浮物、浑浊物或沉淀物；饮料色泽鲜亮，均匀一致，无褪色现象，无沉淀，无杂质。

第八，蔬菜。菜棵整齐，无黄叶，保持鲜嫩色泽；无虫害、洞眼，无虫斑。

第九，调味品罐头类。封口严密，无锈斑、破损，罐头盖无顶起；查看生产厂家及厂址，有生产日期、保质期和相关产品代号；酱油、醋、味精应保持原有的色调，有光泽，无异味，不浑浊，无霉花浮膜。

（二）验收人员的能力要求

验收人员必须具备必要的食品安全知识和感官鉴别能力及经验，应满足以下方面要求。

第一，个人身体健康，注重个人卫生。

第二，具有对食品质量和卫生状况的判断力。

第三，具有相关的产品知识。

第四，个人品质上具有公正性、原则性、准备性、判断力。

第五，具有保护餐饮企业利益的坚定立场，同时具有与其他部门协调、合作的能力。

烹饪原料验收完毕后，验收人员需要填写验收日报表、货物标牌，要填写清楚进货日期，供货单位，原料名称、数量、单价和金额。对接收日期的记录是为了便于仓库的运转，实行“先入库的先出库”制度。严格把控才能使烹饪原料的质量损失降到最低。有些原料是不用保存直接送进厨房的，但是也必须加以记录，尽可能缩短验收和保存之间的时间。

三、烹饪原料贮存的安全控制

（一）贮存时先进先出

第一，登记、挂牌法入库的每批原料在验收后进行登记。登记信息可填写在标牌上，挂于贮存的食品处，取用时查验登记和挂牌，生产日期靠前者先取用。有条件的还可采用电脑进行登记和管理。

第二，经常性盘点法经常对贮存的食品原料进行盘点。对于接近保质期限的原料，可以在外包装上贴上醒目标识，表示要优先使用。将较早加工的食品放置于较晚加工食品的前方，使提货时最容易拿到的是较早加工的食品。

（二）低温贮存潜在危害的食品

1. 缩短食品在危险温度带的滞留时间

（1）食品在常温下验收后，应尽快冷藏或冷冻。

（2）食品从冷库（冰箱）中取出粗加工，应少量多次，取出一批加工一批。

2. 经常检查冷库（冰箱）运转与温度状况

（1）压缩机工作状况是否良好。

（2）是否存在较厚的积霜（可能会影响制冷效果）。

（3）冷库（冰箱）内食品是否积压堆放，是否留有空气流通的通道。

（4）冷库（冰箱）内温度是否符合要求。

3. 低温贮存的注意事项

（1）冷库（冰箱）内的环境温度至少应比食品中心温度低1℃，如要求食品中心温度在5℃以下，则环境温度必须在4℃以下。

（2）千万不要把热的食品放到冰箱里。因为这将会升高冰箱内部的温度，使其他食品处于危险温度条件之下。

（3）冷库（冰箱）的门应经常保持关闭。

（4）不要使冷库（冰箱）超负荷地存放食品。

（5）肉类、水产品、禽类与蔬菜、水果尽量分开贮存，如不能分开，则应将肉类、水产品和禽类放置在冷库（冰箱）内温度较低的区域，并尽可能远离冰库（冰箱）门。

（6）贮存的食品应装入密封的容器中或妥善进行包裹。

（7）食品冷冻时应小批量进行，以使食品尽快冻结。

（8）低温和常温贮存时食品距离墙壁、地面均应在10厘米以上。

4. 贮存中避免交叉污染

（1）食品应在专用场所贮存。除了不会导致食品污染的食品容器、包装材料、工具等物品，其他物品都不应和食品同处存放。

（2）冰箱内的食品贮存应做到原料、半成品、成品分开，不得在同一冰室内存放，并应在冰箱外部标明存放食品的种类（原料、半成品或成品）。

（3）冷库内可同时存放食品原料和半成品，前提是冷库内部有隔断设施，严格进行存放场所的分区。

5. 注意事项

（1）除霜应在冰箱内食品较少的时候进行，除霜前对于冷库（冰箱）内取出的食品如何保存要有一定的安排。

（2）冷库（冰箱）的温度检查应每班进行，并对温度进行记录。

（3）检查时除查看外部的温度显示装置外，因冰室内温度可能分布不均匀，还应用专用温度计定期测定温度。

（三）标识食品原料的使用期限

任何食品原料都应有使用期限。定型包装食品在标签上有使用期限，未拆封前可按此期限保存；其他食品原料、半成品的使用期限，餐饮单位应自行规定，并在盛装食品的容器上标识。在标识时可直接标识日期。

（四）处理不符合卫生要求的食品

超过保质期和其他不符合卫生要求的食品，应及时销毁。设置专门的场所存放不符合要求的食品（该场所要有醒目标志）。销毁时应以破坏包装、捣碎、染色等方式改变原有形态，以免造成误食。

（五）主要食品的推荐贮存要求

第一，鲜肉、禽类、鱼类和乳品：低于5℃冷藏。

第二，活的贝类：低于7℃冷藏。

第三，鲜蛋：低于7℃冷藏；贮存前不可清洗，否则易变质；从冰箱中取出的鲜蛋要尽快食用，不可久置或再次冷藏。

第四，新鲜蔬菜和水果：5～7℃冷藏；为防止脱水，蔬菜相对湿度一般应在85%～95%，水果在80%；如为密封薄膜包装应在薄膜上扎些小孔释放果蔬呼吸产生的水和二氧化碳，以保持新鲜；冷藏前不可清洗，否则易变质腐败。

第五，定型包装食品一旦拆封后，应低于5℃冷藏。

第六，干制原料易受潮变质，应在密闭容器中存放。

四、烹饪原料出库的安全控制

（一）烹饪原料出库的原则

第一，原料出库手续齐全，凭证完整。领料单是原料出库的原始凭证，领料单上需正确地记录烹饪原料出库时的名称、数量，以及实发原料的数量、价格和金额，领料单是计算账面库存额、控制库存短缺的凭证，可以反映各厨房向库房领取的原料成本。没有领料单，任何人不得从库房领取原料，并且领料人只能领取领料单上规定的原料种类和数量。

第二，所有出库凭证不得涂改。出库时应检查出库是否得到负责人的准许，再次核实出库品名、规格、数量。确保能及时满足生产上的要求，同时确保发出的每种原料都有手续和记录。

第三，遵守先入先出原则，保证原料出库的质量。出库过程中还应该遵守先采购的原料先使用的原则，避免造成原料不新鲜甚至腐败变质，造成原料的浪费和经营成本的增加。

第四，确保原料出库及时、准确。规定每天的领料时间，有利于库房保管，减少库存原料的丢失，避免和减少差错，并能节省领料人员的领料时间。提前送交领料单，还可促使厨房管理人员对次日的顾客流量做出预测，计划次日生产。

第五，出库时领料单必须由专人签字。领料单必须由厨师长核准签字，库房才能发料。库房发料后，发料人和收料人都要签字。领料单不能留下空白处，以免库房管理人员私自填写。领料单必须一式三份，一联随发出原料交回领料部门，一联转交财务部，一联由库房留存。

（二）原料直接发放及注意事项

1. 原料直接发放

（1）原料直接发放就是原料验收后直接进入厨房，而不经过贮存环节的发放方式。

（2）原料直接发放适用于新鲜蔬菜、牛奶、面包等易腐败变质，而且在进货当天基本能被消耗掉的原料。

2. 原料直接发放的注意事项

（1）财务管理。食品成本管理员从验收报表中的直接发放栏中抄录数据，核对单日直接发放、库存发放和厨房剩余原料。

（2）报表单独分类，可以和其他类型的发放表一起存档。

（3）其他管理和验收的基本工作，同厨房协调即可。

（三）仓库发放及注意事项

1. 仓库发放

（1）仓库发放是指原料验收入库后，再由仓库发放到厨房。

(2) 仓库发放适用于当天消耗不完，对库存条件有一定要求的原料。

2. 仓库发放的注意事项

(1) 要有主管人的签字批准，否则原料不可出库。

(2) 出库要按照实际需要发货。

任务二 餐饮食品加工过程中的安全控制

一、原料初加工的安全控制

(一) 植物性原料初加工

1. 果蔬类新鲜原料

果蔬主要是指新鲜农产品，在烹饪中应用广泛，既能做主料又能做辅料，在一般菜肴和高档筵席中都有使用。果蔬富含维生素、无机盐和纤维素，具有易碰伤、含水量高、营养丰富等特点，容易遭受各种有害生物的侵袭和污染，从而造成腐烂变质。

(1) 去皮。果蔬削去表皮或用丝球将外皮擦去，可以去除残留在表皮上的农药，尤其对于生食的果蔬，去除表皮能够尽量减少其残留有害物。

(2) 浸泡清洗。果蔬残留的农药主要为有机磷杀虫剂，有时还可能残留果实膨大剂、保鲜剂等，所以用清水将果蔬的表面彻底洗净，再在清水或加有少量果蔬专用洗涤液的水中浸泡10~15分钟，可有效除去果蔬表面及浅表层的农药残留。用果蔬专用洗涤液浸泡过的果蔬，应注意用清水漂洗干净，避免引入新的化学物质。

对于生食果蔬类原料，在确保原料新鲜的前提下，应注意防止交叉污染，使用符合饮用标准的净水清洗或进行消毒处理，有利于提高产品的安全性。

对于寄生虫卵较多的蔬菜，将原料放入浓度为2%的食盐水中浸泡5分钟，由于渗透作用，寄生虫卵会自行脱落，然后用清水洗净备用。

近年来餐饮业开始使用臭氧消毒法，将蔬菜放入含有臭氧的水中浸泡，利用臭氧离子的氧化还原特性，不仅可杀灭蔬菜表面的微生物，还能分解其中的残留农药。

(3) 洗净装筐。洗净后的原料应放入可沥水的容器内，排列整齐，利于切配，盛放果蔬类原料的容器应与动物性原料的容器区分开，防止交叉污染。洗涤后的果蔬不能直接放在地面，必须放置在加罩的清洁架上，以防沾染上灰尘杂质。

新鲜蔬菜是易腐的烹饪原料，质地极易发生变化。特别是经过初加工的蔬菜类，损伤处较多，微生物于损伤处侵入，然后迅速繁殖扩增，引起腐烂。因此，蔬菜类初加工制品要注意放置在低温度、低湿度下，形成不利于微生物繁殖的环境。此外，蔬菜在温度高、湿度大的情况下，会加速呼吸，使新陈代谢过程加快，消耗多量的营养成分，从而降低品质。但蔬菜类初加工制品也不能在太低的温度下放置，因为新鲜蔬菜含有大量水分，当温度降到0℃以下时会产生冻伤，使蔬菜的味道、外形和颜色发生变化。因此，蔬菜初加工制品宜在0~1℃低温下放置。若在室温下放置，也应放在阴凉、干燥处，但不宜过于干燥。

（4）切配备用。果蔬类原料必须先洗后切，不仅能防止营养素的流失，而且可以避免污水中的危害物从组织切面重新渗透回组织中。切配好的原料应按照加工操作规程，在规定时间内使用。

（5）盐腌、糖渍和醋渍。蔬菜腌制时，还原菌可将蔬菜中的硝酸盐转变为亚硝酸盐，其生成量与食盐浓度和气温有关。在一般情况下，5%食盐浓度在温度较高时亚硝酸盐生成量最多；10%食盐浓度时次之；15%食盐浓度时温度已无明显影响，生成量最少。腌制一周以后，亚硝酸盐含量增加，在半个月时达到高峰，半个月后逐渐下降。亚硝酸盐是致癌物N-亚硝基化合物的前体物，不当的腌制方法可增加有害化合物产生的风险。

糖渍，主要是加入糖粉或蔗糖对果蔬类原料进行腌制，比如果脯的加工等。当单独使用蔗糖来抑制微生物的生长繁殖时，糖液浓度达到60%~65%才能发挥作用。

当食品pH<4.6时，多数微生物可被抑制或杀灭。烹调中的醋渍法是指向食品中加入食醋，如醋酸浓度为1.7%~2.0%时，pH值相当于2.3~2.5，可抑制住或杀灭绝大部分腐败菌；浓度为5%~6%时，可杀灭大部分芽孢菌，也可利用乳酸菌发酵产酸来抑制微生物的生长，比如泡菜的加工。

2. 植物性干货原料

干货原料是新鲜的烹饪原料经过加工干制而成，与鲜活原料相比，具有干、硬、韧、老等特点。植物性干货原料主要有菌类、笋类、海带等，通过干货涨发使原料重新吸收水分，最大限度地恢复其原有的鲜嫩、松软的状态，改善口感，有利于切配烹饪、消化吸收。

植物性干货原料的涨发大多使用水发，采用清水涨发即可，不同原料按照烹饪工艺要求，使用不同温度的水发制。例如，木耳、海带多用冷水涨发，香菇、笋类多用温水涨发，注意涨发时间并定时换水。

（二）动物性原料初加工

餐饮业中使用的动物性原料，主要包括畜禽肉类、水产品等，特别是以畜禽酮体为主的肉、内脏及其制品等副产品，大多是生鲜原料。动物性原料富含蛋白质、脂肪、水分等营养成分，极容易被微生物利用，在初加工环节就应该加强食品安全控制。

1. 鲜活原料初加工

（1）鱼及其他水生动物宰杀工艺卫生与安全。鲜活原料在被宰杀前必须经过一段时间的饲养，并进行疫病的宰前检验。经宰杀而成的初加工制品应符合相应的卫生标准。鱼类原料品种繁多，形态各异。其宰杀工艺包括去鳞、去黏液、开膛、去内脏等。与宰杀工艺有关的卫生安全问题主要包括宰杀前的活体保养、卫生管理和宰杀过程中的去毒措施。

第一，宰杀前的保活保养要求。鱼从市场购入后，如为活体，则应做好活体保养工作，使鱼处于鲜活状态，一方面可增加其自净作用，减轻异味，排出污物；另一方面可缩短烹调前的放置时间，确保其新鲜度。淡水鱼可用自来水保养，海水鱼用海水或人造海水保养。降温保活是通过低温将鱼的新陈代谢降到最低水平，减少鱼的活动、耗氧、体液分泌等，使水质不易变质，从而提高鱼的成活率，保持鱼的活体状态。降温保活由停食、暂养、降温、充氧等程序组成。为避免排泄物污染水质，应做停食管理，使鱼能够有充分的时间排泄肠内粪便。暂养可用水槽、水缸或水泥小池进行。一般经24~30小时即能脱去体表黏液，吐净胃内食品，排净肠内粪便。水质降温至10℃以下，鱼的新陈代谢可降到最低水平，鱼的活动、耗氧、体液分泌均减少，使水质不易腐败，提高成活率。降温方法以直接加冰块或装冰袋均可。用充氧器往鱼池充入适量的氧气，可满足鱼类呼吸。

第二，宰杀有毒鱼类的卫生要求。有毒鱼类是指食用后会中毒的鱼类，种类很多，可以分为肝毒鱼类、肉毒鱼类、卵毒鱼类、胆毒鱼类、血毒鱼类和刺毒鱼类。加工血毒鱼类时要防止刺伤皮肤，以免毒素侵入人体。当人体黏膜受损后接触会引发炎症。生饮血毒鱼类的鱼血会发生中毒，出现恶心、腹泻、皮疹、发绀、全身乏力、心律不齐等症状，重者会因呼吸困难而死亡。常见的血毒鱼类有淡水鱼鳗鲡、黄鳝，海水鱼康吉鳗、八目鳗、裸胸鳝等。控制不生食血毒鱼类的鱼肉和生饮血毒鱼类的鱼血，可有效防止中毒。

（2）禽类宰杀工艺卫生与安全。禽类肉组织的耐藏性及营养卫生质量与宰杀前饲养、检疫和宰杀工艺有着十分重要的关系。采用合理的宰杀前饲养方法和正确的宰杀工艺，可以提高肉品质量，保障人民身体健康。

第一，禽类宰杀前的卫生要求。宰杀前要避免暴晒、长途运输、雨淋、受冻等情况。禽类待宰杀前应单独饲养，消除其疲劳，提高出肉率，并应做好断食、喂水工作。停食一般在宰杀前12~24小时内进行，不仅节省饲养料，还能减少肠内容物，使宰杀后胃肠的清洗整理更加方便，减少污染。适当的停食可以促进糖原分解为乳糖和葡萄糖，有利于肉品的成熟过程；同时使高级脂肪酸分解为可溶性低级脂肪酸，分布于肌肉中，使肉质肥嫩，滋味鲜美。但停食时间过长，禽类会因饥饿而骚动，影响其正常生理状态，还会造成宰杀后放血不全。喂水有助于禽类肠内粪便的排泄，使消化道污染物减少，还能使禽类的皮肤和羽毛保持一定水分，提高导电效率，有利于宰杀时的电击过程。充分给水的禽类膘色泽洁白发亮，宰杀时放血更充分。

第二，禽类宰杀过程中的卫生要求。禽类的屠宰程序主要包括放血、退毛、净膛、洗涤四个步骤。禽类宰杀要求切口小，以防微生物污染。同时，放血要充分，否则肉品发红或发紫，影响品质。宰杀后的禽类稍停片刻即可退毛（又叫脱毛）。烫毛的水温随季节、禽的老嫩及种类而异。温度过低，退毛不下，易撕坏表皮，使带菌率提高；温度过高，易烫坏表皮，影响造型。一般冬、春季水温高于夏、秋季，老禽高于仔禽，鸭、鹅高于鸡。烫毛后的禽应迅速过冷水池，以降低肉温，降低带菌率。净膛即开膛后取出禽的内脏。禽内脏的致病菌带菌率极高。开膛取出内脏可以防止胃肠内容物和胆囊的污染。宰杀放血至净膛的时间一般不超过40分钟。时间过久，胃肠变色，胆汁外渗，肠道微生物易侵入肌肉，造成污染。

（3）解冻。动物性鲜活原料消费主要有两种形式：鲜货和冻结原料。由于在冷冻条件下，动物性原料使用方便，保质期长，企业通常采用冻结方式保存原料，采用合理的解冻方法，可以减少微生物污染，确保解冻后原料的安全。冷冻原料烹饪前必须解冻。食品的解冻是冻结的逆过程，是将冷冻原料放在人为的温度、湿度和通风条件下，最完善地恢复其原有特性。它是食品中水分融化和冰晶再吸收的过程。解冻的原料由于组织细胞的破坏，汁液流失，微生物生长迅速，很容易腐败变质。采用合理的解冻方法，可以减少微生物污染，保证解冻后原料的鲜度。

（4）清洗。动植物性原料在生长、运输和贮存过程中受到外界环境的污染，原料表面附着了大量污染物而有碍食品卫生。

第一，水的选用。水是一种天然的洗涤剂，在洗涤烹饪原料中得到了最广泛的使用，水洗涤由于常难以去除污垢和油垢，所以经常与热力、搅拌产生的滚动摩擦、压力喷射结合使用，以提高其洗涤效果。水作为洗涤媒介，它的基本卫生要求：①感官性状良好。水质应为无色、无臭、无异味、透明清亮。②毒理学上可靠。水中不含病原生物，不因水而传播传染病。③流行病学安全。水中所含化学物质对机体无害，不引起人体急性或慢性中毒。

第二，合成洗涤剂的选用。我国对食品用合成洗涤剂制定了国家卫生标准。食品用合

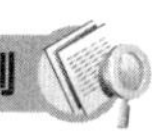

成洗涤剂必须符合卫生要求：①洗涤剂不会对食品的安全性带来不良影响，残留量对人经口安全无毒。不吸附、浸透、残留到食品中。既能充分乳化疏水性的油脂，又有一定亲水性，容易被水冲净；②使用洗涤剂应保证不破坏食品的营养素，以及食品的风味、颜色等感官质量；③洗涤剂的效果迅速；④洗涤剂的用量少，价格低廉；⑤洗涤剂容易分解，不造成环境污染。

第三，洗涤剂和消毒剂的混合使用。对于生食的食品，一般的洗涤并不能达到其食用要求，必须要经过消毒过程。消毒的要求是将有害微生物减少到无毒的程度。使用消毒剂消毒可在洗涤后完成，也可以洗涤、消毒同时进行。常用的食品消毒剂有过氧乙酸、高锰酸钾、食品洗涤消毒剂等。

（5）原料洗涤的质量控制。洗涤液具有一定的最佳含量范围，不是越浓越好。洗涤液在使用过程中逐渐老化，活性衰减。使用过度老化的洗涤液，不仅洗涤能力降低，还可能再次污染洗涤物。较高的温度能提高洗涤液的活性，但对于新鲜食品原料，温度要适中。需要注意的是，洗涤液保持在25~60℃的温度条件下，有时反而会促进微生物的生长。浸泡洗涤后的原料，黏附的污染物将松动脱落，用流动水冲洗可除去污染物和洗涤剂。影响浸泡洗涤效果的不只是洗涤液，还有搅拌、搓洗及其他物理方法。它们对洗涤液的流动性有重要影响，也决定了洗涤的速度与效率。但应防止对原料的机械损伤，以及过度浸泡影响色泽、口味等。

原料洗涤方法分为物理性洗涤和化学性洗涤。

第一，物理性洗涤。①漂洗：将原料置于容器中，缓慢地流入清水，然后漂去原料上的少量血渍、色素、鳞、毛、草、壳等杂质。漂洗能保持易碎原料的光滑与完整，适合骨髓、蹄筋、虾仁等原料。②淘洗：将原料置于漏水容器中，边洗边揉擦，以滤去泥沙杂质，适用于粮谷及豆类等颗粒状原料的洗涤。③冲洗：利用水流的冲击力对物体进行洗涤以冲去泥沙、寄生虫虫卵及化学性污染物，一般用于蔬菜、瓜果类的洗涤。④浸洗：将原料置于多量清水中经较长时间（常为1天）浸泡，使其中的淤血块、污垢、异味物溶出，适用于腌制品食用前的处理。⑤灌洗：将流动水不断注入肺支气管中，以洗涤小支气管及肺泡中的淤血块和杂质，多用于家畜肺组织的洗涤。⑥烫洗：将原料置于80~90℃热水中洗涤，去除黏液、油脂及腥味物，适用于畜禽肉、胃肠及鳝鱼、鳗鱼等的洗涤。对用自然洗涤方法效果不佳的原料，可以借助外力的作用辅助洗涤。⑦刮洗：一边自然洗涤，一边用刀刮去原料表面的污垢、黏液等杂质，常用于对带皮组织的洗涤，如肉皮、蹄髋、火腿等。⑧刷洗：用毛刷、竹帚、草把等工具刷去或擦去附在原料表面的泥沙污物，如对海蜇皮、螃蟹、龙虾的缝隙及萝卜的凹槽处的洗涤。⑨翻洗：将原料正反面翻转洗涤，适用于内外都比较脏的原料，如畜禽的胃、肠以及软体动物的洗涤。

第二，化学性洗涤。除使用合成洗涤剂洗涤外，尚有以下洗涤方法：①盐溶液洗涤。在洗涤水中加入1%~1.5%食盐对原料进行洗涤。常用于贝类动物，食盐的渗透作用可使动物肌肉收缩而排出沙粒。②碱溶液洗涤。用3%~5%碳酸钠（食碱）溶液洗涤。碳酸钠与脂类起皂化作用而去除油污，如使用3%碳酸钠溶液洗涤香肠，用5%碳酸钠溶液洗涤火腿。

对一些较脏、多脂、腥臊味较重的原料，常需将各种洗涤方法结合使用，才能达到卫生要求。

（6）分割切配。动物性原料应去除甲状腺、肾上腺、病变淋巴腺。猪的甲状腺位于气管喉头的前下部，是一个椭圆形颗粒状肉质物，附在气管上，俗称“栗子肉”。动物的肾上腺左右各一个，分别位于两侧肾上端，俗称“小腰子”。淋巴腺分布于全身各部，为灰白色或淡黄色如豆粒至枣大小的组织，俗称“花子肉”。无病变的淋巴腺也可能有化学污染物残存，最好一并废弃。

鸡、鸭、鹅等的臀尖不可食。鸡臀尖是位于鸡肛门上方的呈三角形肥厚的肉块，其内是淋巴腺集中的地方，是细菌、病毒、化学污染物集中的地方，故应切除。

动物的肝是人们常食的美味，也是动物最大的解毒器官，动物体内的大多数毒素要经过肝处理、排泄、转化、结合。进入动物体内的细菌、病毒、寄生虫往往在肝生长、繁殖，动物也易患肝炎、肝硬化、肝癌等疾病。初加工前应选择健康肝为原料，肝有淤血、肿大或干缩，内包白色结节或肿块，坚硬或胆管明显扩张，流出污染的胆汁或见有虫体等，都为病态肝，不可加工食用。对可食用肝，食前必须彻底清除肝内毒物。一般方法是反复用水浸泡3~4小时，在肝表面割上花刀可缩短浸泡时间，去除肝内积血，并充分加热烹调。不能半生带血食用以防发生食物中毒。

（7）放置。烹饪原料切配后放置时间过长，可能导致原料变质或污染微生物而腐败，也可对人体健康产生危害。

家畜、家禽在宰杀后就要进入放置过程。放置过程中的卫生问题主要是微生物的侵入引起的腐败变质。因此，必须采取各种方法保管好初加工制品。低温放置是保管肉类最好的方法。因为低温能冻结肉中的水分，控制微生物的生长繁殖，甚至使其死亡。所以，一般肉类初加工制品应放在-4~0℃保管。若肉类初加工制品在室温下放置，放置的温度以10℃以下为宜，并放在阴凉、通风、干燥处。

水产类有的是鲜货，有的是冻货，对它们进行初加工后，应根据不同的品种分别放置。水产品初加工后，很容易变质，应注意保鲜，一般采用低温保鲜来抑制组织蛋白酶的

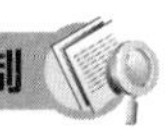

作用和细菌的生长繁殖，以延长其僵硬期和自溶期。若在室温下放置，不能放置过久，应及时烹饪。已解冻的鱼品，不应重复冷冻。

烹饪初加工原料应尽可能放在阴凉、干燥、通风良好、清洁的室内。加工好的原料不能靠墙或着地放置，需与墙壁、地面保持一定距离。初加工原料放置要合理，不可过分密集，须放置整齐，不同的原料要分开放置，不能与有毒物、不洁物放在一起。不能放在污水易溅泼到的地方，以免造成污染。

烹饪初加工制品的放置室温度不能变化过大。烹饪初加工制品的放置位置周围不允许有老鼠、苍蝇、昆虫存在或有它们生长繁殖的场所，以防止老鼠、苍蝇、蟑螂、蚂蚁等爬到烹饪初加工制品上污染食品。放置间应有纱门、纱窗以防尘、防蝇。

烹饪初加工制品如果暂时不用，可放置在冰箱里冷却。要根据食品的性质掌握冷却的温度，温度不能忽高忽低，以抑制微生物的繁殖。

烹饪初加工制品在冰箱中要合理放置，要按不同的品种分开存放，有血水的原料放在下层，无血水的原料放在上层搁架上；生原料与熟原料分开；先存放的与后存放的分开，并存放整齐。取用时采取先进先出的原则。

2. *动物性干货原料*

食品用干制的方法保藏在我国有着悠久的历史。在烹饪前，要对这些干货制品进行涨发，使其恢复原有的形状、质地、颜色、气味、结构等状态，并除去腥臊气味和杂质。要确保涨发后的原料具有较好的卫生质量和感官要求。

动物性干货原料主要有海产品、山珍等，这些原料具有干、硬、韧、老等特点，而且还带有原料本身的腥臊气味和杂质，涨发可以大大改善干货原料的可食性。常见干货原料的涨发方法有水发、碱发、油发、盐发、砂发等。

根据水温的不同有冷水发、热水发、焖发、蒸发等方法，高温水发有助于杀灭微生物，中温长时间涨发可使微生物活跃变质加速。冷水发适用于海带、木耳，有助于除去水溶性污染物。

利用1%~10%的碳酸钠或0.4%的氢氧化钠溶液涨发比水发时间短。碱发后用清水将碱液充分漂洗干净，禁止添加硼砂。如碱发鱿鱼，对微生物有抑制作用。

将油作为导热介质，油温缓慢升高，火力不宜过旺，可防止原料外焦里不透。油发后用温水或碱水浸泡回软。如油发蹄筋，不能使用高温或反复加热过的油脂，防止油脂分解产物污染原料。

大火将盐炒至水干，投入干货原料，中火不停翻炒，边炒边用盐焖，直至发透并膨胀。盐发后用温碱水浸泡和清水漂洗，利用盐作为传热介质，慢慢升温，使干货原料膨大松脆，也有用砂发，原理相同。如盐发鱼肚、蹄筋等，用食盐高温炒制，有助于除去原料表面的杂质和微生物。

动物性干货原料的涨发方法较多，由于动物性原料自身的特点，不同的涨发方法对原料的食品安全产生不同影响。已经涨发的原料，其品质一般低于新鲜食品，食品安全风险增大。因为涨发后，微生物和酶恢复活性，易受外环境中微生物污染，使涨发后的原料容易腐败，不能长期保存。原料涨发后若出现变色、变味、腐烂、有霉斑等现象，大多是原料在干制前或干制过程中已发生变质。

3. 动物性原料腌制

在烹饪中常用盐、醋、酒等调味品对动物性原料进行腌制。原料的腌制加工，一方面可使原料中的微生物受到抑制，改善食品的质地、色泽和风味，便于原料的保藏；另一方面，腌制过程中可能带来一些化学性污染，因此，应加强腌制过程中的质量控制。

腌制加工品常见的有咸肉、香肠类畜肉腌制品，板鸭、风干鸡、咸蛋类禽制品，咸鱼类咸干水产品等。

（1）畜肉腌制品。咸肉、腊肉、火腿、香肠、香肚等腌制品都是以鲜猪肉为原料，利用食盐腌渍，或再加入其他调味品，再经风吹成形加工而成。它们对丰富菜肴品种发挥了很大作用。

由于食盐的抑菌、防腐作用有一定的限度，如果在气温适宜、卫生条件差、原料肉不新鲜或处理不当、用盐量和用盐方法未掌握好等情况下，都容易造成畜肉腌制品腐败变质。变质主要发生于制品深部食盐不容易渗透，以及用盐不均匀的部位。

判定畜肉腌制品卫生质量时，常采用看、扦、斩三步检验法。看是从表面和切面观察其色泽和硬度；扦是用竹扦插入其深部以探测深部的气味；斩是在看、扦所得结果的基础上，对其卫生质量产生疑问时所采取的辅助方法。必要时还可试煮，以品评熟（畜肉腌制品）的气味和风味。

（2）咸鱼。由于食盐的脱水作用有一定的限度，经盐腌的鱼制品，其组织内仍有一定量的水分，加上食盐并无杀菌作用，咸鱼也会存在腐败变质的问题。特别在气温高、卫生条件差、原料鲜度差或原料处理不当、用盐量和用盐方法不当等情况下，都容易造成咸鱼在加工贮存中发生腐败变质。

在判定经盐腌的鱼制品质量时，可观察鱼体外观是否正常，条形是否完整，外表有无因脂肪氧化引起的油酵（泛油发黄）现象，色泽是否发红。次质和不新鲜的咸鱼体表多不清洁。注意鱼鳃、肌肉等处有无生虫。用手触摸鱼体有无黏糊、腐烂现象。

为了检查咸鱼深层肌肉的色泽以及肌肉与骨骼结合状况，可用刀切鱼体，观察鱼肉断面，鉴定肉的坚实度及气味。好的咸鱼肉质坚实、肌肉色泽均匀，无陈腐、霉变、发酸、臭味。也可试煮测定其气味和风味。

对于已贮藏一定时期的咸鱼，尤其要注意有无回潮、盐析、发霉、生虫现象。

二、热制菜点的安全控制

烹饪也是一种热加工，中国的烹饪是植根于中国五千年文明，融合多民族饮食文化于其中的公认的最受欢迎的烹饪与技艺系统。经过烹饪，食品由生变熟后，起到了预防疾病的作用。其防病作用机制，用现代科学理论解释，就是指烹饪热加工后对控制食品中的毒物含量起着决定性作用。

（一）烹饪（热加工）的工艺方法

在菜点制作中采用适当的热加工工艺，如烧煮、煎炸、烘烤、熏蒸等方法，可以制作出美味适口的食品，提高菜点中营养素的吸收利用程度，还可以减少有害物质的产生。但是若加工方法不当，不仅不能消除或降低生物性危害，而且还会产生一些有毒有害化合物。不同的热加工方法对食品的风味、色泽以及食品安全的影响各不相同。

1. 蒸制

蒸是指将经过加工切配、调味盛装的原料放入蒸柜、蒸笼或蒸锅中，利用蒸汽加热使之成熟或软熟入味成菜的烹调方式，烹调时不宜翻动，可保持原料的营养素与原汁原味。根据蒸汽压力的不同，可分为低压蒸制、常压蒸制、高压蒸制。原料的性质、体积不同，蒸制时间的长短、火力的要求也不同。

水蒸气温度高、热容量大、穿透能力强，不但本身高温显热，还具有蒸汽冷凝为水时释放出的潜热。蒸制过程中微生物蛋白质受热变性凝固失去生理活性，蒸制所形成的高热量环境对某些化学性污染物如化学农药、亚硝酸盐具有降解作用。烹饪时应根据食品的性质、体积、叠放密度来确定蒸制时间。

2. 烧煮

烧煮是将经过加工切配后的原料直接或熟处理后加入适量的汤汁或调味品，先用旺火加热至沸腾，再改用中火或小火加热至成熟并入味成菜的烹饪方法。烧煮是一种以水为传热介质的烹饪方法，包括烧、煮、焖、涮等。通过水的对流作用物料表面能够受热均匀，并逐渐深入内部，其温度范围可从30~50℃的中温水直至100℃的沸水。

烧煮属于湿热灭菌，其杀菌效果较好，在有水的环境中细菌易吸收水分，蛋白质更易变性凝固，从而加速微生物的灭活。烧煮对原料中的化学性毒物如农药、天然毒素有一定的降解作用。烹调时食品体积不宜过大，应根据食品的性质和体积确定烧煮时间和火力，以使食品烧熟煮透。

3. 煎炸

煎是指在锅内加入少量油，放入经过加工成泥、粒状或挂糊的片形等半成品，用小火加热至一面或两面酥黄内嫩的烹饪方法。炸是将经过加工处理的原料放入大油量的热油锅中使之成熟的烹调方法。煎炸是比较传统的烹饪方法，应用范围广，既能单独成菜又能配合其他烹饪方法成菜。火力大小、油温调节、加热时间以及用油来源都能影响食品安全，餐饮业煎炸工艺中可采取的食品安全控制措施如下。

（1）加强食用油脂的周转，减少高温加热油脂重复利用的次数，控制油温不超过190℃。

（2）添加亚硝酸盐的食品，如火腿肠、烟熏制品等，不使用煎炸的烹调方法。

（3）煎炸过程中经常翻动食品，使其受热均匀，防止焦化。

（4）选用精炼油脂，有条件时选用新型煎炸工艺和设备。

4. 炒、爆、溜

炒是将加工成形、鲜嫩的原料，以油和金属为介质，用旺火在短时间内加热，调味成菜；爆是将处理后的原料直接焯水过油后放入高温锅中快速烹饪成菜；溜是切配成形的原料经过油滑、油炸、蒸或煮等加热成熟，再用芡汁包裹或浇淋成菜。

炒、爆、溜的加热介质均为食用油，且都是急火快速烹饪成菜，根据原料的体积大小，控制烹饪的时间有助于杀灭生物性危害，烹饪时油温不宜过高，以减少化学性有毒物质的产生。

某些菜品的半成品加工工艺中，可能采用过油的方法，这种方法通常会反复利用油脂，而且用油量大，若采用200℃以上高温过油，油脂在反复加热时易产生有害化合物。因此，在半成品加工过程中过油时，应过滤用过的油脂，控制油温，把握投料数量和用油量，减少油脂反复使用的次数。

5. 烤制

烤制是利用柴、炭、煤、天然气等燃料或通过辐射产生的热能使食品直接受热成熟的一类烹调方法，产品具有独特的风味和色泽。

烤制是以气体作为传热介质，干热空气使细菌蛋白质变性和电解质浓缩而失去毒性。烤制分为暗炉烤和明炉烤两种方式：暗炉烤是以木炭、煤、电作为热源，原料置于封闭的烤炉内烘烤至熟，烤制表面温度较高，食品容易焦烟，产生化学性有毒物，但内部温度仍然有可能达不到杀灭致病菌所需要的温度，应尽量控制温度，不宜过高；明火烤是将原料置于敞口的火炉或火盆烤制熟透，燃料在不完全燃烧时可以产生有毒、有害化合物，使食品受到杂环胺、多环芳烃化合物等多种化学物污染，有效的食品安全控制措施有以下要点。

（1）选用脂质含量较低的原料烤制。

（2）尽量在低温下长时间烤熟，烤制时使用文火，避免火焰与食品直接接触。

（3）尽量使用电热法、燃气炉法烤制，少用木炭、煤炉、火炉或火盆烤制。

（4）防止食品被烤焦，避免油脂滴落在热源上。

（5）采用新型无烟烤制设备或对烟雾进行过滤，以代替传统烤制方法。

6. 微波加热

利用微波炉烹饪食品在餐饮业中也是一种常见的热烹饪方法。微波加热原理是利用食品中的极性分子在高频电磁场的作用下充分摩擦和振荡产热，从而使食品温度增高的一种加热方式。

微波加热具有加热速度快、热量损失小、操作方便等特点，既可以缩短加热时间，使食品由内而外受热均匀，又能保证菜肴的营养价值，对食品安全的影响较小。微波加热过程中应根据食品的状态选择加热功率和加热时间，以确保食品熟透。

（二）食品温度与时间的控制管理

热加工过程中要消除或减少食品中的生物性危害及化学性危害，必须要控制加热的温度和时间，时间和温度往往是一对同时出现的参数，单纯控制温度或时间都可能难以完全去除食品中的危害，加工过程中应注意兼顾食品温度和时间对食品质量和安全的影响。

1. 食品温度的测量

（1）常用温度计。菜品从原料到成品，每个环节都有特定的温度要求，温度变化范围往往从冷冻的-18℃到油炸的 270℃，烹饪加工人员应掌握不同加工环节食品的温度。在传统的餐饮业食品生产过程中，经常看到油温七成热、沸水下锅、大火爆炒等烹饪工艺描述，但从未见到过准确的温度数据，烹饪过程中往往凭个人经验和感官判断。这不仅造成食品风味过分依赖个人经验，影响食品的色、香、味、形，还使食品的营养价值和食品安全难以控制。将食品保持在安全温度内是食品安全控制的有效措施，为防止食品处于不当的温度，必须要借助温度计准确地判断食品的温度。

餐饮服务企业不能使用水银温度计或玻璃型温度计，温度计应存放在清洁卫生的环境中。使用过程中应正确地清洁和消毒温度计，如测量了不同品种、不同类别的食品应对温度计进行清洗消毒，否则会造成食品之间交叉污染，清洗和消毒温度计时应擦去残留的食品；将温度计的探头部位浸泡在消毒液中至少 5 秒，最后在空气中晾干。若仅测量食品原料或者烹饪后保持在 60℃以上的食品，则每次测试之间应用棉球擦拭温度计的柄部。

（2）温度计校准。使用食品温度计前，应先阅读制造商的说明书，食品温度计须定期检查和校准，以确保读数准确可靠。通常仅有双金属型温度计可自行校准，其他类型温度计大多需要每年至少一次由温度计制造商或分销商校准。

双金属型温度计的校准方法主要为沸点法和冰点法，即在沸水和冰水混合物中测试温度，测试 3 次，取平均值，至少每 3 个月自行检查一次食品温度计的准确度。

（3）食品温度测定的要求。

第一，烹饪过程中通常使用双金属型温度计和数字型温度计，禁止使用玻璃型温度计和水银温度计。双金属型温度计的尖端延伸到温度计杆部的凹陷处，测定时应将整个感应区置于食品的中心部位。数字型温度计感温部位在尖端，应将探针插入食品的中心或密度大的部位，避开骨骼、脂肪和软骨等。

第二，温度计应存放在清洁的环境，使用前应清洗消毒。

第三，测量时将探针插入食品中心最厚部分，测量时等候 15 秒，不要让温度计的尖端接触食品容器的四周和底部。

第四，测量液体或半固体食品温度前应将食品搅拌均匀。

第五，测定预包装或冷藏食品表面温度时，需要把食品温度计的探头放进两包预先包装或冷藏食品的包装之间，让食品袋与其充分接触，并避免损坏预包装食品的包装。

第六，每次测定热和冷的食品后须等读数恢复到室温后再使用。

第七，测定不同品种食品时应对温度计进行清洗消毒。

第八，按照说明书定期对温度计进行检查和校准。

2. 食品温度和时间控制要求

热加工过程中，食品温度和时间是控制菜品成熟度的主要因素，同时也是影响微生物生长的关键因素。对于烹饪加工人员来说，控制食品温度和时间是防止致病菌和腐败菌生长最有效的途径。加工过程中食品温度和时间的控制要求见表 4-1[①]。

---

① 郭利芳，乔支红，杨国斌. 餐饮食品安全［M］. 武汉：华中科技大学出版社，2021.

表 4-1　加工过程中食品温度和时间的控制要求

加工过程	食品安全温度和时间	对食品安全的影响
食品热加工	不同食品根据不同的加热方法需要不同的加热终点安全温度，通常要求食品中心温度达到 70℃以上，食品处于危险温度带（10~60℃）的时间不超过 4 小时	正确的食品热加工方法能杀灭食品中的生物性危害；保持食品在危险温度带的时间不超过 4 小时，能抑制有害微生物的生长
食品冷却	食品应在 2 小时内冷却至室温，并在 6h 内从 60℃冷却到 10℃以下	正确的冷却方法可防止致病菌芽孢向繁殖细胞转变，防止细胞增殖
再加热	所有再加热食品在 2 小时内中心温度达到 70℃以上	正确的再加热方法能杀灭食品在贮藏过程中可能出现的有害微生物
热保藏食品	烧熟后 2 小时内食品温度保持在 60℃以上，其保质期为烧熟后 4 小时	食品正确的保温能防止有害微生物的生长
冷保藏食品	烧熟后 2 小时内食品温度保持在 10℃以下，其保质期为烧熟后 24 小时，食用前应重新加热。重热时中心温度应达到 70℃以上，重热次数不超过 1 次	食品正确的冷藏能防止或有效地减缓有害微生物的生长繁殖

3. 快速冷却食品的方法

熟食在冷却过程中会经历危险温度带，数量较多的食品和体积较大的食品通常需要较长的冷却时间，食品处于危险温度带的时间越长，越容易导致致病菌的生长。错误的冷却方式是常见食源性疾病的重要原因之一，因此，食品应在最短的时间内通过危险温度带。食品常见的冷却方法，具体如下。

（1）可使用冰水浴浸泡，当冰块体积大于水时，其冷却速度比全水效率高 70%。

（2）使用易传热的容器存放食品。铝制品传热最快，其次为不锈钢，禁止使用塑料容器。

（3）使用浅盘存放食品，高度在 8 厘米以下。豆类、米饭等食品或糊状食品容器的深度小于 5 厘米。

（4）尽可能平铺食品，食品体积尽可能小。

（5）可采用搅拌的方式加速冷却，搅拌的器具应保持清洁卫生。

（6）对于浓缩食品，可采用直接加冰的方式加速降温。冷却时，禁止使用大风扇对着食品吹冷风，在吹动过程中可能会将操作间内的灰尘、污物吹到食品上，对食品造成污染。

三、冷制菜肴的安全控制

冷食的广泛定义为不需要加热即可食用的或者已经加热但经过冷却且没有热度的食品。如餐饮企业中售卖的凉菜、冷荤、熟食、卤味等均属于冷食类。

因为冷食制作过程中不经过加热或加热后又经过冷却，容易造成微生物污染而引起食物中毒，所以冷食制作岗位的食品安全风险较高，食品安全操作规范要求更严格。加工前应认真检查待加工食品，发现有腐败变质或者其他感官性状异常的，不得进行加工。

（一）冷制凉食的安全控制

1. 生食蔬菜类菜肴

生食蔬菜类菜肴主要是对部分蔬菜等植物性原料进行凉拌、腌制或蘸碟后食用，具有清香脆嫩、味道鲜美、色泽美观的特点，适用于黄瓜、莴笋、萝卜等原料。

（1）果蔬凉拌菜。冷制凉菜在选择原料时要求新鲜、无异味、无腐败变质。因其不经过加热处理，所以原料的卫生要求较高，这也是保证食品安全的重要环节。首先应使用流动的水充分清洗蔬菜上的泥土、污物，减少蔬菜表面的寄生虫、虫卵和细菌，降低蔬菜中的农药残留；其次要用果蔬消毒剂或净水进一步清洗消毒，注意消毒剂的浓度和作用时间。

根据原料的性质和成菜要求，将原料切成不同的形状，如条、片、丝、丁等规格。使用的刀具、砧板、容器等应清洗消毒，避免与其他用具混用，防止交叉污染。

生食蔬菜味型和调味方式较多，调味在装盘前后进行，方式有拌味后装盘、装盘后淋味和装盘后蘸味等方式。调味过程中应注意调味料的卫生，新鲜、无霉变、无病虫害且在保质期内，不能随意添加人工合成色素、着色剂和香精，姜、葱、蒜等调味料应用净水洗净后使用。部分调味料由于其独特的成分对菜品具有抑菌作用，同一种蔬菜不同味型和不同种蔬菜同一味型杀菌的效果是有区别的。

第一，同一种蔬菜不同味型的杀菌效果。生食蔬菜常见的味型有咸鲜味、糖醋味、酸辣味、麻辣味、蒜泥味、椒麻味等。相关资料显示，对萝卜等生食类菜肴，不同味型杀菌效果为糖醋味>酸辣味>麻辣味>咸鲜味。前两种调味料杀菌效果较高的原因是配方中含有食醋。麻辣味和咸鲜味主要依靠生姜和大蒜杀菌。由于生姜本身带有较多的泥土污物，初始细菌数较高，最好做烫洗处理，切成姜末的效果比姜丝好。

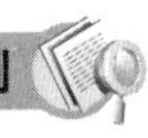

第二，不同种蔬菜同一味型的杀菌效果。由于原料质地、形状不同，食醋的渗透程度也不一样。叶菜类杀菌率高于果菜。而在食醋等调味料用量基本一致的情况下，杀菌率主要取决于原料的初始菌数。常见蔬菜中，原料的初始菌数为萝卜>莴笋>黄瓜>卷心菜，这与原料的种类、外部结构、初加工方法和质地等有关。

随着主要调味料中食醋浓度的增加，菜肴中的细菌数大大减少。此外，如果调味料中能够同时利用大蒜中植物杀菌素的作用，可使生食类菜肴不仅保持良好的风味和可接受性，同时显著降低食品安全风险。

（2）沙拉。沙拉类食品所用的原料中，生的蔬菜有莴笋、卷心菜、胡萝卜、黄瓜、洋葱等，另外有马铃薯泥、蛋类、通心粉、蛋黄酱。除了部分蔬菜进行过预煮处理，在制作过程及以后都不能加热。沙拉类食品很难长期保存，也易造成致病菌污染和增殖。

沙拉用原料细菌数的控制：洗净原料，可起到一定效果，一般可减少一个数量级的细菌数。卷心菜、洋葱外层皮细菌数多达 $10^2 \sim 10^4$ CFU/g，去除三层后其中心部位只有 0~12CFU/g，因而选用中心部位制作也是控制细菌数的一种方法。用含乙醇 6.2%、乳酸 3.9%、磷酸 1.8%的乙醇制剂洗涤 20~30 分钟，具有杀菌作用，特别是对大肠菌群的除菌效果较好。对黄瓜、卷心菜等进行预煮处理，即放进沸水中浸泡 1 分钟后，立即做冷却处理，也能有效除菌。

对沙拉制作间的环境、器皿、人的手实施除菌和净化，在合理的设备布局，手工操作卫生规范的基础上，要加强菜肴制作过程的卫生管理，对沙拉类制品一定要低温保存，并设法迅速送餐厅消费。

2. 生食水产品

生食水产品是指食用前不经加温蒸煮就直接进食的水产食品，其由于风味独特，历来赢得不少人的青睐。我国苏、浙、闽、粤等沿海地区，有些生食水产品已作为当地传统风味食品，并已成为居民普遍食用的美味佳肴。生食水产品的种类繁多，不同地区生食水产品的种类有所不同，但归纳起来均以贝壳类和甲壳类水产品为主。常见的生食水产品有蚶类、蛤类、螺类、牡蛎、虾类、蟹类、海蜇等。

由于水体受到生活污水、工业废水的污染，水产品体内常带有肠道致病菌、寄生虫和重金属等，有些水产品自身还带有毒素。而加工过程中没有加热环节且毒素不易被破坏，沿海地区生食水产品引起的食物中毒事件及各类食源性疾病也时有发生，并出现日趋严重的后果。因此，应严格规范加工过程。

（1）生鱼片。制作生鱼片的原料必须来源于不受污染的海域或生态环境较好的大江、大河或湖泊，应该有详细的感官性状要求。经营者应规定本企业使用的加工生鱼片的原料品种及来源，并要求供货商提供原料检验报告。检验报告内容必须包括寄生虫及虫卵、致病菌等，不符合原料性状要求或无检验报告的原料不能验收。接受后原料应选择合适的贮存条件并标识，一般进行低温（-4℃）或超低温（-20℃）冷冻，抑制或杀灭副溶血性弧菌和寄生虫。

加工生鱼片的海鱼，一般选择大型鱼，但必须确保鱼的鲜度，鱼体表面用流动水清洗，除去头部和内脏，将血液和污物彻底冲洗干净，使用专用工具将鱼肉加工成所需的大小和形状，放入消毒的容器中。需要腌制（如醉制）后食用的原料必须在经过消毒的容器中腌制，并确保在腌制完毕后至食用期间食品不被污染。不经过腌制的原料粗加工过程中通过安全操作方法把生食部分取出，放于消毒容器中，并在专间内切配，从原料中取出可食部分至供餐给消费者的间隔时间不超过 1 小时。若原料是半成品状态并冷冻保存，使用时应彻底解冻。

加工生鱼片时，通常会使用芥末酱、醋蒜、胡椒等调味料作为蘸料，不仅起到提鲜增香的作用，还可起到一定的杀菌作用，其中芥末酱的杀菌效率最高。当 pH 值小于 3.5 时，可抑制所有肠道致病菌的生长，加之大蒜素、姜辣素等植物杀菌素具有的杀菌作用，可使生食水产品的安全性提高。对于淡水鱼制作的生食水产品，由于淡水鱼与人类的生活环境密切联系，带有更多的寄生虫、致病菌和病毒，食用的安全风险更高。加工淡水鱼时，除了选择来自无污染的大江、大湖所产的草鱼、青鱼等，一般利用冷冻的方法控制各类生物性危害，调味时充分利用醋、酒、蒜等调味料的杀菌效果。加工后的生食水产品应放置在食用冰中保存并用保鲜膜分隔。

（2）醉制水产类。冷菜中的醉制是指用酒浸泡加工制成菜肴，主要品种有醉蟹、醉虾和醉螺等。由于各地加工醉制品配方不一，这些制品一般都有微生物残存，如处理不当，可能会引起食物中毒，应该加以严格控制。

第一，醉蟹。活河蟹一般带有一定数量的细菌。醉蟹的一种配方为河蟹 2500 克，米酒 1750 克，白酒 750 克，花椒 17.5 克，八角 17.5 克，炒盐 325 克。醉制至 1 周，醉蟹各部位均已达到完全杀菌的要求，表明在有食盐存在时，乙醇浓度虽然较低，但食盐与乙醇的联合作用可以控制醉蟹的卫生质量。以相似的方法加工醉蟹，结果在醉制 7 天、14 天也都无活菌检出。表明传统醉制工艺中的一些配方具有科学道理，应加以科学验证和挖掘整理。

第二，醉虾。以市售鲜活青虾加工醉虾，分析醉制过程中的细菌学变化。用 10%白酒（乙醇含量 53%，体积分数）时，杀菌率较低（29.17%），加入由食盐等组成的卤汁后杀菌率有所提高（41.67%），白酒及卤汁量加倍后的杀菌效果达到 60%以上。醉制时间对杀菌效果也有影响，一般醉制45～60分钟。残存的优势菌为河弧菌，属食物中毒的病原菌。而厨房里的醉制由于操作时间较短，不能从根本上消灭致病菌，因而食用这类菜肴是有风险的。应研究改进工艺过程，以确保彻底无菌。

第三，醉螺。醉螺是以泥螺为原料醉制而成的。其肉质滑爽富有弹性，别具风味，是佐餐佳肴。泥螺属小型海产品类，生活在沿海的浅滩，以硅藻及有机污泥为食。我国沿海均有出产，以东海最多。食用醉螺曾经引起人体的霍乱弧菌、不凝集弧菌的感染。对泥螺醉制前用40%食盐腌渍12小时，或放在3%食盐水中放养吐泥3小时，再沥弃污泥，即可去除致病性弧菌。泥螺分泌的黏性物质有利于微生物增殖。而泥螺加工过程中的盐处理及去沙可以减少细菌、病毒数量，进一步用酒醉制36小时，即可灭活肝炎病毒和致病菌。一些市售醉螺经常贮存在4℃或-4℃的温度下，其制品中还可能有少量肠球菌、革兰阳性芽孢杆菌检出。所以应注意产品的保质期，尽量使食品在低温下保存，控制腐败变质的进程。同时，须改进其工艺卫生条件。

3. 菜肴围边和雕刻

（1）围边卫生。围边是在菜肴盘边用蔬菜、水果摆成有造型的别致图案，使菜肴增加美感。围边在餐饮业使用频率较高，宴席档次越高，使用越普遍。加工过程中若对手、刀、砧板消毒不严，则带菌率较高，所以应该消毒后再装盘。设计围边时最好不要与菜品及其汤汁直接接触。对切配成的围边用料如果暂时不用，应放置在凉开水或无菌水中，或放入含有保鲜剂的溶液中备用，而不用自来水浸泡，要避免手与食品过多接触。鉴于许多围边原料是生料，可能由原料转移的细菌数偏高，对这些原料在使用前应该充分洗净及消毒，避免在菜肴装盘过程中与生食或熟食交叉污染。

（2）雕刻卫生。雕刻食品一般不食用，而只作为一种食品艺术造型供人观赏。有些虽然是用食品雕刻而成，但带有习惯上不作为食品的部分，如果皮、果核等。有些用生南瓜、生马铃薯、生萝卜雕刻而成，仅供摆设。食品雕刻一般使用专用雕刻刀，由厨师自备及自行管理，常无杀菌消毒措施，若不注意雕刻过程中的卫生管理，则细菌性污染会随着雕刻时间的延长而不断增加。对于这类食品尚无参照的卫生标准。应开展对这类食品卫生的研究，确保菜肴既具有艺术性又符合食品卫生要求。

雕刻工具应采用优质不锈钢材质，拼摆时防止使用钢丝、铝丝、铁丝等金属制品。立体图案的底座应采用无毒的塑料制品。操作时切忌滥用化学色素，尽量使用原料的本色或符合食品卫生安全标准的食用色素。

4. 现榨果蔬汁

现榨果蔬汁以其营养丰富、口感良好、携带及食用方便，在水果加工品中占有较大的市场份额，尤其深受老人、女士和儿童的喜爱，在很多餐饮企业中制作并销售。现榨果蔬汁是指以新鲜水果、蔬菜为原料，现场制作的、供消费者直接饮用的非定型包装饮品。采用浓浆、浓缩汁、果蔬粉调配而成的饮料，不得称为现榨饮料。

现榨果蔬汁应在专门的操作场所内，由专人、专用工具设备加工制作；制作原料必须新鲜、无腐烂、无霉变、无虫蛀、无破损等；不得使用非食品原料和食品添加剂；用于制作现榨果蔬汁或食用冰的水应通过净水设施处理或煮沸冷却；果蔬原料应进行清洗消毒，在压榨前再次检查待加工的原辅料，若发现有感官性状异常的不得加工；接触食品的设备、用具每餐次使用前应消毒，用后洗净，并在专用保洁设施内存放；从业人员在工作前应更衣，对手部进行清洗消毒，戴口罩；现榨果蔬汁应存放于加盖的容器中，加工后到食用的间隔时间不超过 2 小时，若当餐没有用完，应妥善处理，不得重复利用。

（二）热制凉食的安全控制

热制凉食是原料经过烹饪热加工后，迅速降至室温或冷藏后再切配装盘调味食用。此种加工方式常见于动物性原料如畜禽肉、鱼虾以及豆制品、根茎类等菜肴的制作。热制凉菜相对于冷制凉菜虽然增加了加热环节，但切配、存放、再加热等加工环节若不严格按照卫生要求操作，仍然会导致食品安全问题。

1. 加工过程中的食品安全控制

热制凉食的种类很多，相对于冷制凉食增加了加热和冷却的环节，各种菜肴共同的特点为熟制后晾凉食用，但是采用的熟制方法、调味方法各不相同，因此，有必要针对各类菜肴制作工艺特点分析加工过程，从工艺环节制定相应的食品安全控制措施。热加工方式包括焯水、水煮、卤制、炸收等。此外，糕点制作的冷加工工艺也属于此种加工方式。

（1）焯水。适用于蔬菜类原料，应选择新鲜细嫩、受热易熟透的原料，以段或自然形态为主。加工时水温高，水量大，短时间加热，焯水后放入清水中迅速冷却，凉透拌制成菜，调味味型多样。沸水投料，选择适当水料比和焯水时间，保证断生熟透，采用净水冲洗冲凉，餐前定量配置调味料，加盖存放。常见菜例有酸辣菠菜、蒜泥豇豆、凉拌粉丝等。

（2）水煮。适用于畜禽肉类及笋类、豆类原料，以片、条、丝、丁为主。动物性原料经焯水后水煮，根据原料和成菜需要掌握不同成熟度；熟后晾凉切配，调味后食用。大块原料加工时体积不宜过大，加工时保证烧熟煮透，中心温度达到 70℃以上；根据原料体积和菜肴质地确定加热时间，煮制后快速冷却（2 小时内）至室温；餐前定量配制调味料，加盖存放。常见菜例有椒麻鸡片、凉拌蚕豆、蒜泥白肉等。

（3）卤制。适用于畜禽肉类及其内脏和豆制品、禽蛋等原料。将加工处理的原料放入调制好的卤汁中，以小火加热至熟透入味，卤汁可重复使用，每次使用前调配色、香、味。菜肴具有色泽自然或呈棕红色、鲜香醇厚的特点。大块原料加工时体积不宜过大，加工时保证烧熟煮透，中心温度达到70℃以上；根据原料体积和菜肴质地确定加热时间，原料脆制、卤制使用的食品添加剂严格按照国家标准添加，禁止超标超范围使用；卤制后快速冷却（2小时内）至室温。常见菜例有卤牛肉、卤鸡鸭、卤蛋等。

（4）炸收。适用于畜禽肉类、鱼虾类和豆制品。将加工处理的原料经水煮、过油后放入锅内，加入鲜汤、调味品加热使之收汁亮油，再将其晾凉，最后装盘成菜。菜肴具有色泽红亮、干香滋润、香鲜醇厚的特点。大块原料加工时体积不宜过大，加工时保证熟透，中心温度达到70℃以上；保证食用油品质，根据原料体积和品种控制油温、火力和油炸时间，防止焦烟现象；严格按照国家标准添加食品添加剂，禁止滥用、超标、超范围使用；炸收后采用快速降温的方式，以防止生物性污染。常见菜例有糖醋排骨、五香熏鱼等。

2. 调味料及香辛料的杀菌作用

香辛料是指植物的种子、花蕾、叶茎、根块等，或其提取物，具有刺激性香味，能够矫正食品的异味，赋予其香气，有些还具有着色、抗氧化、杀菌防腐以及生理药理作用。香辛料被广泛应用于烹饪食品和食品工业中，主要起调香、调味、调色等作用。

为了抑制微生物的生长，提高食品的安全性，食品加工过程中可以加入香辛料作为天然的食品防腐剂以替代化学防腐剂。在餐饮业冷制菜肴质量控制方面，香辛料不仅具有调味着色功能，还具有一定的杀菌作用。

（1）辣椒。辣椒为一年或有限多年生草本植物。果实通常呈圆锥形或长圆形，未成熟时呈绿色，成熟后变成鲜红色、绿色或紫色，以红色最为常见。辣椒的果实中因果皮含有辣椒黄素而有辣味，能增进食欲。辣椒黄素是辣椒中辛辣味的主要来源，还具有强烈的抑菌、杀菌作用。

（2）胡椒，有黑胡椒和白胡椒两种，广泛用在调味过程中，白胡椒是成熟果实脱去果皮的种子，黑胡椒是未成熟而晒干的果实。将胡椒研磨成粉末，则成为胡椒粉。胡椒粉应干燥、无霉变、无杂质、具有香辣味。胡椒味辛辣芳香，性热，除可去腥增香外，还有除寒气、消积食的效用，胡椒中的挥发油一般称为胡椒油，胡椒的辛味成分主要是胡椒碱，具有一定的抑菌、防腐作用。

（3）大蒜。大蒜的蒜瓣中含有蒜氨酸，当大蒜细胞破裂时，在蒜酶的作用下，蒜氨酸分解出一种具有强烈杀菌作用的挥发性物质——大蒜素，大蒜中大蒜素含量为0.3%～0.5%。大蒜素是一种植物杀菌素，杀菌能力强，是当前发现的天然植物杀菌素中抗菌作用最强的一种。大蒜素的水溶液稀释到 10 万倍左右时仍然能够抵抗葡萄球菌、链球菌和痢疾杆菌等。

（4）姜。姜是开有黄绿色花并有刺激性香味的姜科植物的根茎。根茎鲜品或干品可以作为调味料。姜性辛辣，有散寒发汗的功效，也是日常烹饪常用佐料之一。姜与葱、蒜并称为“三大佐料”。姜的嫩芽或老芽中含有约 2%的香精油，主要成分为生姜醇、姜油酮和生姜酚，其中姜油酮和生姜酚是起到杀菌作用的主要成分。

（5）洋葱。按照表皮颜色可分为白皮、红皮、黄皮 3 种类型：白皮洋葱辣味淡，组织柔软，不耐保藏；黄皮洋葱辣味浓厚，组织致密，耐保藏；红皮洋葱组织致密，耐保藏但保藏时色泽变暗。目前市售黄皮和红皮洋葱较多。洋葱的香气及辛辣成分主要为硫醚类化合物、烯丙基二硫化合物、二丙基二硫化合物和二基二硫化合物，它们均具有一定的杀菌作用。

（6）八角茴香。八角茴香的香辛成分主要是茴香醚。当茴香醚使用量为 2 毫克/毫升时，能抑制黄曲霉杂色曲霉与棕曲霉的生长与产毒。

（7）花椒。花椒的皮层含有 3%~5%的芳香油，辛味成分花椒素是一种酰胺类化合物，不仅具有麻辣味，还具有一定的抑菌防腐作用。

（8）酒。乙醇作用于细菌，是通过使蛋白质凝固、变性而显示杀菌作用的，但对细菌芽孢几乎无效。乙醇含量在 50%~90%范围内均具有杀菌作用，但无水乙醇的杀菌力较差。影响乙醇杀菌作用的因素有乙醇含量、细菌种类及作用时间等。但乙醇易挥发，一旦挥发便失效，不会有持久的杀菌力。

（9）食醋。食醋通过醋酸起杀菌作用。当醋酸含量为 6%（pH 值为 2.3~2.5）时，可以有效抑制腐败性细菌的生长。烧煮食品加醋能缩短烹饪灭菌时间，提高安全性。随着人们对健康的追求，调醋在某种程度上将会比调盐更加普遍，食醋还有抑制病毒的作用。

（10）酱油和酱。酱油和酱中的食盐（氯化钠）可抑制细菌的生长，10%~15%的食盐含量一般可抑制酱油、面酱中腐败性杆菌、伤寒杆菌、肉毒梭状芽孢杆菌的生长，同时可抑制蛔虫卵发育成有感染性的虫卵。甜面酱含食盐量低，是为了照顾品种的特点设计加工的，其杀菌作用较小或几乎没有。

在酱油和酱中，都加有各种食品添加剂，特别是防腐剂，它们对控制调味料自身卫生质量起着重要的作用。

（11）食糖和蜂蜜。食糖在烹饪过程中，通过扩散作用进入制品内部，使入侵的微生物得不到足够的自由水，同时由于糖渍产生的渗透压很高，微生物发生脱水，严重抑制微生物的生长繁殖。用蜂蜜杀菌必须要有一定的浓度，并最好结合其他抑（杀）菌方法联合使用。

复合香辛料或复合调味料存在特殊卫生要求，即在上市和投入食品之前必须进行卫生毒理学安全性评价，由国家卫生健康委指定机构出具试验数据，确认无毒无害方可使用。香辛料对冷菜的杀菌作用有限，有时仅仅依靠这样的作用还不能真正使菜肴符合卫生防病的要求，必须与其他措施综合使用。

冷制凉菜制作中完全没有加热环节，是容易导致细菌性食物中毒的高风险品种。这类菜肴制作过程中应从原料采购、清洗、加工、调味等环节入手，结合加工环境、操作规范、器具消毒等各方面实施食品安全控制措施。

热制凉菜包括加热和冷却的环节，熟制后晾凉食用为各种菜肴共同的特点，但是采用的熟制方法、调味方法各不相同，因此，要针对各类菜肴制作工艺特点，分析可能存在的食品安全危害，掌握加工过程中应采取的食品安全控制措施。

任务三 备餐与分餐环节的安全控制

一、备餐环节的安全控制

（一）备餐中控制温度与时间

食品加工后立即食用是备餐中保证食品安全的最佳选择，如不能做到就必须采用以下方式备餐。

（1）热藏备餐。食品温度保持在60℃以上。

（2）冷藏备餐。食品温度保持在10℃（最好是5℃）以下。

（3）常温备餐。食品熟制加工后2小时内食用。按照供应的需要，适量准备食品，减小因食品保存时间过长而带来的食品安全风险。

向容器中添加食品时，应尽量等前批食品基本用完后再添加新的，不应将不同时间加工的食品混合；剩余的少量食品应添加在新食品的表层，尽量做到食品先制作先食用。

冷藏和热藏备餐中至少每2小时测一次食品的中心温度，温度低于60℃或高于10℃（最好是5℃）的食品应予废弃。

建议在容器上标识加工时间，以便对超过保质期的食品进行处理。

(二) 备餐中防止食品被污染

第一，在备餐食品上加盖，使食品易于保持温度和不受污染。

第二，备餐用的所有容器、工具应消毒，包括菜肴分派、造型整理的工具。备餐中每4小时应清洗、消毒一次容器、工具。

第三，使用长柄勺，避免勺柄接触食品导致污染。

第四，任何已经供应过的食品及原料（除了消费者未打开的密封包装食品）都不应再次供应，包括菜肴装饰，以及制作菜肴的汤和食品辅料，如火锅汤底、沸腾鱼片的汤料、辣子鸡块的辣椒等。

(三) 配送中的食品运输要求

第一，应配备可以避免食品处于危险温度带下的存放设备和运输车辆（路途极短的可以例外），如冷藏车、保温车、冷藏箱、保温箱。

第二，食品存放设备和车厢内部结构应易于进行清洗消毒，每次使用后应进行清洗和消毒。

第三，食品容器在设备内应能被固定。运到就餐地点后及时检查食品中心温度，对温度不在规定范围内的食品，应做出相应的处理（如废弃）。

(四) 备餐中的餐具管理

1. 餐用具的清洗消毒

餐具和直接入口食品工用具（统称餐用具）直接与食品接触，其清洁状况与食品的安全卫生密切相关。

（1）清洗。

第一，餐用具的清洗是消毒的基础，清洗可除去附着的污物和大部分微生物。餐用具清洗不到位将影响消毒的效果，请勿忽视餐用具的清洗。

第二，餐用具的清洗应在专用水池进行，特别要与清洗生食品的水池分开。

（2）消毒。

第一，餐用具常用的消毒方法有物理消毒和化学消毒两种，物理消毒包括蒸汽、煮沸、红外线等，化学消毒主要为使用各种消毒药物。

第二，餐用具消毒应首选物理消毒，因其效果可靠、安全、无药物残留且物体表面干燥。因材质、大小等原因无法采用物理消毒的，才考虑用化学消毒。

第三，采用化学消毒至少应设有 3 个清洗消毒专用水池。

（3）保洁。

第一，餐用具消毒的目的是杀灭黏附在餐具上的致病性细菌和病毒，经过消毒的餐具要存放在专门的保洁设施内，防止再次受到污染。

第二，餐用具保洁设施结构应密闭并易于清洁，一般的餐饮单位可以采用保洁柜，盒饭、桶饭加工单位或大型餐饮单位可采用保洁专间。

第三，保洁柜和保洁专间内的存放架应定期进行消毒（建议每 2~3 天一次）。

2. 餐用具清洗消毒程序

（1）人工清洗消毒。在清洗之前，先清洁和消毒专用水池以及即将接触干净餐用具的台面或托盘。

第一，人工清洗及化学消毒的步骤。①将剩饭菜倒入垃圾桶内；②在第一个水池内用热的洗涤剂水溶液清洗物品；③在第二个水池内用干净的温水冲洗物品；④在第三个水池内将被消毒的物品完全浸没于消毒液中，并保持规定的时间（通常是在 250 毫克/升的含氯消毒液中浸泡 5 分钟），用试纸测试消毒液浓度是否符合要求；⑤用净水冲净残留消毒液；⑥在贮存之前，采用空气干燥的方法晾干餐具，不要用毛巾擦干。

第二，人工清洗及物理消毒的步骤清洗方法同化学消毒中前三项，清洗后采用各种方法进行物理消毒。煮沸、蒸汽消毒一般应控制温度在 100℃保持 10 分钟以上，红外线消毒一般控制温度在 120℃保持 10 分钟以上。消毒时餐具之间应留有一定的空隙。

（2）洗碗机。

第一，洗碗机清洗的步骤。①检查机器以确保其干净和正常运转；②将剩饭菜倒入垃圾桶中，如果有干的食品残渣粘在餐具表面，应该预先浸泡；③将餐具放入机器中，并保证机器没有超负荷；④在贮存之前，采用空气干燥的方法晾干清洗后的餐具，不要用毛巾擦干；⑤为了保证物品的正确消毒，一定要用温度计检查水温，或是化学试纸检查消毒液的浓度。

第二，洗碗机的使用注意事项。①热力消毒洗碗机最后一步的冲洗水温一般应达到 85℃，冲洗消毒 40 秒以上；②每天至少检查一次洗碗机的清洁状况，包括清洁剂贮存容器、喷嘴和塑料帘等可能影响到餐具卫生的部位；③确保有足够的清洁剂和消毒剂；④确保在消毒时餐具表面朝向洗碗机的喷水孔；⑤餐具应放置在洗碗机专用的架子上清洗，餐具之间要留有一定的空隙；⑥定期检查水温和压力，使洗碗机时刻处于良好状态，对于不能放入洗碗机清洗的大型设备、用具，必须采用其他方法进行消毒。

二、分餐环节的安全控制

分餐制是指多人一起用餐时服务人员或者消费者通过使用公共餐具分配菜点，使用个人餐具进食的就餐方式。与分餐制相对应的是合食制，也称为共食制、合食制，是指共同进食的就餐者用个人的餐具直接在公用的食器中取食的用餐方法。合食制长期以来在我国是主要的饮食习俗，但因为易传播食源性疾病，有进行改革的必要性。

在21世纪深化饮食改革，进一步普及分餐制等良好的饮食习惯，要做到文明用餐、科学用餐，使消费者真正吃得安全、健康，使餐饮业与绿色食品消费的大趋势保持一致。

（一）分餐制的安全管理

由于在合食制的就餐过程中，个别患病消费者口腔唾液中的病原微生物可经非公用餐具转移进入进餐的食品中，会被同桌共餐的其他健康者接触并摄入，健康消费者就可能患病并传染病原微生物，餐饮业提供的食品虽经严格烹饪和标准无菌化服务，还是不符合安全要求。

销售直接入口食品时，应当使用专用工具分拣传递食品。专用工具应当定位放置，防止污染。这里所提到的专用工具在餐饮服务过程中就是要求提供公筷、公勺，由此可见，餐饮服务采用的分餐制形式，是法律赋予餐饮业的义务。

（二）分餐制的主要形式

分餐制的主要形式有三种：厨师分餐制、服务员分餐制和就餐者自行分餐制。

第一，厨师分餐制。厨师分餐制是指厨师在厨房将制作的菜点成品按每人一份分配，分餐后由服务员送给每位就餐者进食。

第二，服务员分餐制。服务员分餐制是指餐厅服务人员在调理台或餐桌上将菜点成品按每人一份，分配给每位就餐者进食。

第三，就餐者自行分餐制。就餐者自行分餐制是指就餐者通过公筷、公勺等公共餐具分取菜点成品，再用各自餐具进食。

自助餐和套餐也叫份餐，快餐形式均属于分餐制范畴。实行分餐制对弘扬我国饮食文化，推进移风易俗，促进传统就餐方式的科学化和文明化，防止疾病的传播感染，保证就餐者安全和身体健康，引导和规范餐饮企业和行业健康发展等都具有重要意义。

（三）分餐制服务的实施

为实施分餐制，餐饮企业要为每位就餐者提供符合安全要求的独立餐具，包括筷子、

餐勺、餐碟、餐碗等。每个餐桌上都要配备公筷、公勺，实行就餐者自行分餐形式要做到上桌的每道菜、点心、汤都配备分餐餐具。

第一，派菜分餐法。服务员将菜肴送上餐桌，报出菜名并简要介绍特色。将菜盘放回托盘上，左手托盘，右手执分菜叉、勺从客人右侧开始进行分菜，然后按顺时针方向依次进行。将未分完的菜肴整理好，放回餐桌。配公筷、公勺，以备客人添加。

第二，转台分餐法。从服务桌上拿取与客人人数相应的餐盘摆放在转台上，用分菜工具给每个盘中分菜，每份分量大致均匀。将分好菜的餐盘从客人右侧开始，顺时针方向依次递送给客人。将未分完的菜肴整理好，配公筷、公勺，以备客人添加。

第三，服务桌分餐法。将菜盘拿回服务桌上，在服务桌上拿取与客人人数相应的餐具进行分菜。将分好菜的餐盘装上托盘，从客人右侧开始，顺时针方向依次递送给客人。将未分完的菜肴整理好，放回转台上，配公筷、公勺，以备客人添加。

第四，公用餐具分餐法。厨房在出菜时，由传菜部或备餐间负责为每盘菜配公筷或公勺，做到一菜一公筷或者一菜一公勺，随菜同时上桌，既卫生又不会使不同的菜品串味。给宾客配以双筷双勺，代替传统的一人一筷进食方式，每位客人有自己夹菜的筷和勺。根据不同规格的餐台，配以2~4套公筷、公勺。将公筷、公勺与客人用筷、用勺，从款式、颜色上加以区分。服务员要主动引导客人使用公筷、公勺。

任务四 餐饮从业人员与加工场所的安全控制

一、餐饮从业人员的安全控制

（一）餐饮从业人员的健康管理与培训

1. 餐饮从业人员的健康管理

（1）从事接触直接入口食品工作（清洁操作区内的加工制作及切菜、配菜、烹饪、传菜、餐饮具清洗消毒）的从业人员（包括新参加和临时参加工作的从业人员）应取得健康证明后方可上岗，并每年进行健康检查取得健康证明，必要时应进行临时健康检查。

清洁操作区是指为防止食品受到污染，清洁程度要求较高的加工制作区域，包括专间、专用操作区。

（2）食品安全管理人员应每天对从业人员上岗前的健康状况进行检查。患有发热、腹泻、咽部炎症等病症及皮肤有伤口或感染的从业人员，应主动向食品安全管理人员等报告，暂停从事接触直接入口食品的工作，必要时进行临时健康检查，待查明原因并将有碍食品安全的疾病治愈后方可重新上岗。

（3）手部有伤口的从业人员，使用的创可贴宜颜色鲜明，并及时更换。佩戴一次性手套后，可从事非接触直接入口食品的工作。

（4）患有霍乱、细菌性和阿米巴性痢疾、伤寒和副伤寒、病毒性肝炎（甲型、戊型）、活动性肺结核、化脓性或者渗出性皮肤病等国务院卫生行政部门规定的有碍食品安全疾病的人员，不得从事接触直接入口食品的工作。

2. 餐饮从业人员的培训考核

餐饮服务企业应每年对其从业人员进行一次食品安全培训考核，特定餐饮服务提供者应每半年对其从业人员进行一次食品安全培训考核。

特定餐饮服务提供者指学校（含托幼机构）食堂、中央厨房、集体用餐配送单位、连锁餐饮企业预制菜企业等。

（1）培训考核内容为有关餐饮食品安全的法律法规知识、基础知识及本单位的食品安全管理制度、加工制作规程等。

（2）培训可采用专题讲座、实际操作、现场演示等方式。考核可采用询问、观察实际操作、答题等方式。

（3）对培训考核及时评估效果、完善内容、改进方式。

（4）从业人员在食品安全培训考核合格后方可上岗。

（二）餐饮从业人员的个人卫生管理

1. 人员卫生的食品安全操作

（1）个人卫生。

第一，从业人员应保持良好的个人卫生。

第二，从业人员不得留长指甲、涂指甲油。工作时，应穿清洁的工作服，不得披散头发，佩戴的手表、手镯、手链、戒指、耳环等饰物不得外露。

第三，食品处理区内的从业人员不宜化妆，应戴清洁的工作帽，工作帽应能将头发全部遮盖。

第四，进入食品处理区的非加工制作人员，应符合从业人员卫生要求。

（2）口罩和手套。

第一，专间的从业人员应戴清洁的口罩。专间是指处理或短时间存放直接入口食品的专用加工制作间，包括冷食间、生食间、裱花间、中央厨房和集体用餐配送单位的分装间或包装间等。

第二，专用操作区内从事下列活动的从业人员应戴清洁的口罩。①现榨果蔬汁加工制作；②果蔬拼盘加工制作；③加工制作植物性冷食类食品（不含非发酵豆制品）；④对预包装食品进行拆封、装盘、调味等简单加工制作后即供应的；⑤调制供消费者直接食用的调味料；⑥备餐。

第三，专用操作区内从事其他加工制作的从业人员，宜戴清洁的口罩。

第四，其他接触直接入口食品的从业人员，宜戴清洁的口罩。

第五，如戴手套，戴前应对手部进行清洗消毒。手套应清洁、无破损，符合食品安全要求。手套使用过程中，应定时更换手套，出现要求重新洗手消毒的情形时，应在重新洗手消毒后更换手套，手套应存放在清洁卫生的位置，避免受到污染。

2. 针对手部清洗消毒的食品安全操作

从业人员在加工制作食品前，应清洗手部，手部清洗宜符合餐饮从业人员清洗消毒方法。

（1）洗手程序。

第一，打开水龙头，用自来水（宜为温水）将双手弄湿。

第二，双手涂上皂液或洗手液等。

第三，双手互相搓擦 20 秒（必要时，以洁净的指甲刷清洁指甲）。工作服为长袖的应洗到腕部，工作服为短袖的应洗到肘部。

第四，用自来水冲净双手。

第五，关闭水龙头（手动式水龙头应用肘部或以清洁纸巾包裹水龙头将其关闭）。

第六，用清洁纸巾、卷轴式清洁抹手布或干手机干燥双手。

（2）标准的清洗手部方法。①掌心对掌心搓擦；②手指交错掌；③掌心对手背搓，掌心对掌心搓擦；④两手互握互搓指背；⑤拇指在掌中；⑥指尖在掌心中转动搓擦。

（3）标准的消毒手部方法。

第一，消毒手部前应先洗净手部，然后参照以下方法消毒：①将洗净后的双手在消毒剂水溶液中浸泡 20~30 秒，用自来水将双手冲净；②取适量的乙醇类速干手消毒剂于掌心，按照标准的清洗手部方法充分搓擦双手 20~30 秒，搓擦时保证手消毒剂完全覆盖双手皮肤，直至干燥。

第二，加工制作过程中，应保持手部清洁。出现下列情形时，应重新洗净手部：①加工制作不同类型和不同存在形式的食品前；②清理环境卫生，接触化学物品或不洁物品（落地的食品、受到污染的工具容器和设备、餐厨废弃物、钱币、手机等）后；③咳嗽、打喷嚏及擦鼻涕后；④进行使用卫生间、用餐、饮水、吸烟等可能会污染手部的活动后。

第三，从事接触直接入口食品工作的从业人员，加工制作食品前应洗净手部并进行手部消毒，手部清洗消毒应符合餐饮从业人员清洗消毒方法。加工制作过程中，应保持手部清洁。出现下列情形时，应重新洗净手部并消毒：①接触非直接入口食品后；②触摸头发、耳朵、鼻子、面部、口腔或身体其他部位后；③其他应重新洗净手部的情形。

3. 针对工作服的食品安全操作

（1）工作服宜为白色或浅色，应定点存放，定期清洗更换。从事接触直接入口食品工作的从业人员，其工作服宜每天清洗更换。

（2）食品处理区内加工制作食品的从业人员使用卫生间前，应更换工作服。

（3）工作服受到污染后，应及时更换。

（4）待清洗的工作服不得存放在食品处理区。

（5）清洁操作区与其他操作区从业人员的工作服应有明显的颜色或标识进行区分。

（6）专间内从业人员离开专间时，应脱去专间专用工作服。

（三）餐饮从业人员的操作卫生管理

1. 烹饪原料采购规范操作

烹饪原料的采购工作是餐饮企业日常工作的重要内容之一，也是餐饮企业食品安全工作的重点之一，烹饪原料的采购会给餐饮企业带来“输入性”食品安全风险，如带有人畜共患病的畜禽肉类、残留农药超标的果蔬、重金属超标的食材等。因此，采购岗位严格按照食品安全操作规范进行操作是十分重要的。

（1）原料采购。

第一，选择的供货者应具有相关合法资质。按照《中华人民共和国食品安全法》规定，国家对食品生产经营实行许可制度。从事食品生产、食品销售、餐饮服务，应当依法取得许可。但是，销售食用农产品，不需要取得许可。

第二，特定餐饮服务提供者应建立供货者评价和退出机制，对供货者的食品安全状况等进行评价，将符合食品安全管理要求的列入供货者名录，及时更换不符合要求的供货者。鼓励其他餐饮服务提供者建立供货者评价和退出机制。

第三，特定餐饮服务提供者应自行或委托第三方机构定期对供货者食品安全状况进行现场评价。

第四，鼓励建立固定的供货渠道，与固定供货者签订供货协议，明确各自的食品安全责任和义务。鼓励根据每种原料的安全特性、风险程度及预期用途，确定对其供货者的管控力度。

（2）原料运输。

第一，运输前，对运输车辆或容器进行清洁，防止食品受到污染。运输过程中，做好防尘、防水，食品与非食品、不同类型的食品原料（动物性食品、植物性食品、水产品）应分隔，食品包装完整、清洁，防止食品受到污染。

第二，运输食品的温度、湿度应符合相关食品安全要求。

第三，不得将食品与有毒有害物品混装运输，运输食品和运输有毒有害物品的车辆不得混用。

2. 随货证明文件查验

（1）从食品生产者处采购食品，需查验其食品生产许可证和产品合格证明文件等；采购食品添加剂、食品相关产品，需查验其营业执照和产品合格证明文件等。

（2）从食品销售者（商场、超市、便利店等）处采购食品，需查验其食品经营许可证等；采购食品添加剂、食品相关产品，需查验其营业执照等。

（3）从食用农产品个体生产者处直接采购食用农产品，需查验其有效身份证明。

（4）从食用农产品生产企业和农民专业合作经济组织处采购食用农产品，需查验其社会信用代码和产品合格证明文件。

（5）从集中交易市场采购食用农产品，需索取并留存市场管理部门或经营者加盖公章（或负责人签字）的购货凭证。

（6）采购畜禽肉类，还应查验动物产品检疫合格证明；采购猪肉，还应查验肉品品质检验合格证明。

（7）实行统一配送经营方式，可由企业总部统一查验供货者的相关资质证明及产品合格证明文件，留存每笔购物或送货凭证。各门店能及时查询、获取相关证明文件复印件或凭证。

（8）采购食品、食品添加剂、食品相关产品，应留存每笔购物或送货凭证。

(四) 餐饮从业人员的食品安全操作

1. 烹饪原料初加工过程的食品安全操作

(1) 不同类别原料在初加工过程中的食品安全操作。

第一，蔬菜类。应先进行挑拣，去除粗老组织，之后浸泡清洗，提倡使用蔬菜清洗机械，如臭氧蔬菜清洗机，可以更好地去除蔬菜表面的微生物和残留农药。

第二，禽蛋类。禽蛋类表面微生物数量很多，尤其是沙门菌，所以在使用禽蛋类前，应清洗禽蛋类的外壳，必要时消毒外壳。蛋壳破后应单独存放在暂存容器内，确认禽蛋类未变质后再合并存放。

第三，干货涨发类原料。动植物干货涨发后，容易滋生微生物发生腐败变质，不能长期存放。如果出现变色、变味、腐烂、霉斑等现象，应及时丢弃，不能再加工利用。

第四，半成品原料。半成品原料应有专门的盛放容器和存放空间，应及时使用或冷冻（藏）贮存切配好的半成品，并尽快加工利用完毕，发现变质时应立即丢弃不可再用。

(2) 初加工过程中冷冻（藏）环节的食品安全操作。

第一，冷冻食品出库后，宜使用冷藏解冻或冷水解冻方法进行解冻，解冻时合理防护，避免受到污染。使用微波解冻方法时，解冻后的食品原料应被立即加工制作。

解冻的目的是使原材料恢复冷冻前的状态，所以最好采用冷藏解冻或冷水解冻的方法，这样细胞能较好地恢复到初始状态，水分及水溶性营养素不至于大量流失导致口感变差。微波解冻方法效率较高，为防止食品污染，解冻后应尽快加工利用。

第二，应缩短解冻后的高危易腐食品原料在常温下的存放时间，食品原料的表面温度不宜超过 8℃。8~60℃是高危易腐食品贮存的危险温度带，容易滋生微生物，所以解冻后应尽快加工利用。高危易腐食品是指蛋白质或碳水化合物含量较高，常温下容易腐败变质的食品，如鱼、虾等水产品。

第三，冷冻（藏）食品出库后，应及时加工制作。冷冻食品原料不宜反复解冻、冷冻。冷冻（藏）食品出库后，因为环境温度的变化，空气中水分很快会在原料表面凝结形成水膜，为微生物快速生长繁殖提供了有利条件，因此应尽快加工利用。原料反复冷冻、解冻，不仅加大了食品安全风险，而且原料的适口性、营养价值都会降低。

(3) 初加工过程中工具和容器使用的食品安全操作。原料加工和盛放应该分类使用不同的工具和容器。盛放或加工制作畜肉类原料、禽肉类原料及蛋类原料的工具和容器宜分开使用，尤其是植物性原料和动物性原料的加工工具和盛放容器应该严格区分并隔离，避免出现交叉污染。盛放干净原料的容器不能直接放于地面，应该放在专用存放架上。

2. 冷食制作岗位的食品安全操作

冷食广泛定义为不需要加热即可食用的或者已经加热但经过冷却且没有热度的食品。如餐饮企业中售卖的凉菜、冷荤、熟食、卤味等均属于冷食类。

因为冷食制作过程中不经过加热或加热后又经过冷却，容易造成微生物污染而引起食物中毒，所以冷食制作岗位的食品安全风险较高，食品安全操作规范要求更严格。

（1）冷食制作要求在专间内进行。

第一，专间处理或短时间存放直接入口食品的专用加工制作间，包括冷食间、生食间、裱花间、中央厨房和集体用餐配送单位的分装或包装间等。

第二，专间设施要求。①专间应为独立隔间，专间内应设有专用工具容器清洗消毒设施和空气消毒设施，专间内温度应不高于25℃，应设有独立的空调设施。②以紫外线灯作为空气消毒设施，紫外线灯（波长200~275纳米）应按功率不小于1.5瓦/立方米设置，紫外线灯应安装反光罩，强度大于70微瓦/平方厘米。专间内紫外线灯应分布均匀，悬挂于距离地面2米以内高度。③专间应设有专用冷藏设施。需要直接接触成品的用水，宜通过符合相关规定的水净化设施或设备。中央厨房专间内需要直接接触成品的用水，应加装水净化设施。④专间应设一个门，如有窗户应为封闭式（传递食品用的除外）。专间内外食品传送窗口应可开闭，大小宜以可通过传送食品的容器为准。

（2）冷食制作岗位其他食品安全操作。

第一，加工前应认真检查待加工食品，发现有腐败变质或者其他感官性状的异常，不得进行加工。

第二，专间内应当由专人加工制作，非操作人员不得擅自进入专间。操作人员进入专间时，应更换专用工作衣帽并戴口罩，操作前应严格进行双手清洗消毒，操作中应适时消毒。不得穿戴专间工作衣帽从事与专间内操作无关的工作。

第三，专间每餐（或每次）使用前应进行空气和操作台的消毒。使用紫外线灯消毒，应在无人工作时开启30分钟以上，并做好记录。

第四，专间内应使用专用的设备、工具、容器，用前应消毒，用后应洗净并保持清洁。

第五，供配制冷食用的蔬菜、水果等食品原料，未经清洗处理干净不得带入专间。

第六，制作好的冷食应尽量当餐用完。剩余尚需使用的应存放于专用冰箱中冷藏或冷冻。食用前需要加热时，食品中心温度应不低于70℃。

第七，中小学、幼儿园食堂不得制售冷荤类食品、生食类食品、裱花蛋糕。

3. 热菜制作岗位的食品安全操作

（1）热菜制作岗位通用食品安全操作。

第一，烹饪前应认真检查待加工食品，发现有腐败变质或者其他感官性状异常的，或是国家法律法规明令禁止的食品及原料，应拒绝加工制作。

第二，不得将回收后的食品经加工后再次销售。

第三，需要熟制加工的食品应烧熟煮透，加工时其食品中心温度应不低于70℃。对特殊加工制作工艺，中心温度低于70℃的食品，餐饮服务提供者应严格控制原料质量安全状态，确保经过特殊加工制作工艺所制作成品的食品安全。

第四，不同类型的食品原料、不同存在形式的食品（原料、半成品、成品）分开存放，其盛放容器和加工制作工具分类管理，分开使用，定位存放。

第五，需要冷冻（藏）的熟制半成品或成品，应在清洁操作区内制熟后立即冷却，并在盛放容器上标注加工制作时间等。冷却时，可采用将食品切成小块、搅拌、冷水浴等措施或者使用专用速冷设备，使食品的中心温度在2小时内从60℃降至21℃，再经2小时或更短时间降至8℃。

第六，高危易腐食品（指蛋白质或碳水化合物含量较高，常温下容易腐败变质的食品）制熟后，在8~60℃条件下存放2小时以上且未发生感官性状变化的，食用前应进行再加热。再加热时，食品的中心温度应达到70℃以上。

第七，盛放调味料的容器应保持清洁，使用后加盖存放，宜注明预包装调味料标签上标注的生产日期、保质期等内容及开封日期。接触食品的容器和工具不得直接放置在地面或者接触不洁物。

第八，菜品用的围边、盘花应保证清洁、新鲜、无腐败变质，不得回收后再使用。

第九，食品处理区内不得从事可能污染食品的活动。不得在辅助区（如卫生间、更衣区等）内加工制作食品、清洗或消毒餐饮具。

第十，餐饮服务场所内不得饲养和宰杀畜禽等动物。

（2）热制菜品特殊加工环节的食品安全操作。

第一，油炸。①选择热稳定性好、适合油炸的食用油脂；②与油脂直接接触的设备、工具内表面应为耐腐蚀、耐高温的材质（如不锈钢等），易清洁、维护；③油炸食品前，应尽可能减少食品表面的多余水分。油炸食品时，油温不宜超过190℃。油量不足时，应及时添加新油。定期过滤油脂，去除食品残渣。鼓励使用快速检测方法定时测试油脂的酸价、极性组分等指标。定期拆卸油炸设备，进行清洁维护。

第二，烧烤。①烧烤场所应具有良好的排烟系统；②烤制食品的温度和时间应能使食品被烤熟；③烤制食品时，应避免食品直接接触火焰或烤制温度过高，减少有害物质的产生。

第三，火锅。①不得重复使用火锅底料；②使用醇基燃料（如酒精等）时，应在没有明火的情况下添加燃料。使用炭火或煤气时，应通风良好，防止一氧化碳中毒。

4. 面点饭食制作岗位的食品安全操作

（1）熟制加工应烧熟煮透，加工时其食品中心温度应不低于 70℃。大米饭、带馅面食等高危易腐食品，在 8~60℃条件下，存放 2 小时以上且未发生感官性状变化的，食用前应进行再加热，再加热时中心温度应达到 70℃。

（2）面点馅料种类繁多，包括肉类、蔬菜等多种原料，制作馅料时应确保原料卫生后再拌制馅料。盛放容器应做到生熟分离，防止微生物污染。馅料制作应按需要准备，做到随用随做，未用完的馅料、半成品，应冷藏或冷冻，并在规定存放期限内使用。

（3）奶油类原料应冷藏或冷冻存放。水分含量较高的含奶、蛋的点心应在高于 60℃或低于 10℃的条件下贮存。

（4）使用烘焙包装用纸时，应考虑颜色可能对产品的迁移，并控制有害物质的迁移量，不应使用有荧光增白剂的烘烤纸。

（5）使用自制的蛋液，蛋液应冷藏保存，防止蛋液变质，变质蛋液不得再用于加工食用。

（6）油炸食品前，应尽可能减少食品表面的多余水分。油炸食品时. 油温不宜超过 190℃。油量不足时，应及时添加新油。定期过滤，去除食品残渣。鼓励使用快速检测方法定时测试油脂的酸价、极性组分等指标。定期拆卸油炸设备，进行清洁维护。

（7）与炸油直接接触的设备、工具内表面应为耐腐蚀、耐高温的材质（如不锈钢等），且易经常清洁、维护。

（8）食品添加剂的使用应遵守《食品安全国家标准 食品添加剂使用标准》（GB 2760—2014），禁止超范围、超量使用等滥用行为。

第一，膨松剂的使用规范。通常在和面时加入，面点加工时，膨松剂分解产生气体，使面坯膨松，在内部形成均匀密集的多孔形状，从而使食品酥脆膨松。膨松剂分碱性膨松剂和复合膨松剂。禁止将酸性磷酸铝钠、硅铝酸钠和辛烯基琥珀酸铝淀粉用于食品添加剂生产、经营和使用；所有膨化食品生产中不得使用含铝食品添加剂；除油炸面制品、面糊、裹粉、煎炸粉外，其他以小麦粉为原料制作的食品中不得使用硫酸铝钾和硫酸铝铵。

第二，色素的使用规范。色素是以食品着色为目的的食品添加剂。按其来源，可分为食用天然色素和食用合成色素。可用于糕点制作的色素主要是食用天然色素，有姜黄、栀子黄、萝卜红、酸枣色、葡萄皮红、蓝锭果红、植物炭黑、密蒙黄、柑橘黄、胡萝卜素、甜菜红。而一些食用合成色素，如柠檬黄、日落黄、胭脂红、苋菜红等，不能用于糕点制作，只能用于糕点上“彩妆”。

第三，防腐剂的使用规范。面包、蛋糕食品生产企业常用的防腐剂有山梨酸、山梨酸钾、丙酸钙、丙酸钠、脱氢醋酸钠等。部分餐饮场所的面包、蛋糕等烘焙食品属于现场制售食品，一般不需要使用防腐剂。糕点类食品中禁用苯甲酸作为防腐剂。

第四，面点类食品易滥用食品添加剂的情形。①面点、裱花食品超量或超范围使用着色剂、乳化剂，超量使用水分保持剂磷酸盐类（磷酸二氢钙、焦磷酸二氢二钠等），超量使用增稠剂（黄原胶等），超量使用甜味剂（糖精钠、甜蜜素等）。②面点、月饼馅中超量使用乳化剂（蔗糖脂肪酸酯等），超范围使用着色剂，超量或超范围使用甜味剂、防腐剂。③面条、饺子皮面粉超量使用处理剂，超量使用水分保持剂乳酸钠；烧卖皮超量使用着色剂栀子黄，甚至出现使用有毒化工原料硼砂、硼酸现象。④制作馒头时违法使用漂白剂硫黄熏蒸，违规使用含铝食品添加剂。⑤煮粥时超量使用乳化剂（蔗糖脂肪酸酯等）。⑥制作油条时使用膨松剂（硫酸铝钾、硫酸铝铵）过量，造成铝的残留量超标。

二、加工场所的安全控制

（一）餐饮加工场所环境卫生的安全控制

设计、布局合理的厨房是保证餐饮食品安全的必要条件。《中华人民共和国食品安全法》规定：具有与生产经营的食品品种、数量相适应的食品原料处理和食品加工、包装、贮存等场所，保持该场所的环境整洁，并与有毒、有害场所以及其他污染源保持规定的距离；具有与生产经营的食品品种、数量相适应的生产经营设备或者设施，有相应的消毒、更衣、盥洗、采光、照明、通风、防腐、防尘、防蝇、防鼠、防虫、洗涤以及处理废水、存放垃圾和废弃物的设备或者设施。新建、扩建、改建的餐饮企业的设计审查和工程验收必须有卫生行政部门参加。

1. 厨房设计

（1）厨房高度。根据《饮食建筑设计标准》（JGJ 64—2017）要求，厨房毛坯房的高度一般为 3.8~4.3 米，吊顶后净高在 3.2~3.8 米为宜，便于清扫，保持厨房通风换气。

（2）厨房墙壁。墙壁应有 1.5 米以上的瓷砖或其他防水、防潮、可清洗的材料制成的墙裙。厨房墙壁要求光洁平整、无裂缝凹陷，要经过防水处理。若用石灰、涂料粉刷厨房墙面，由于厨房湿度大，易造成石灰、涂料剥落而污染食品，不利于厨房环境卫生。厨房墙壁应做到洁净，瓷砖、墙皮无脱落，墙壁无塌灰、无霉斑等。

（3）厨房地面。地面应由防水、不吸潮、可洗刷的材料建造，具有一定坡度，易于清洗。

（4）厨房屋顶。厨房屋顶的设计应易于清扫，能防止虫害藏匿和灰尘积聚，避免长霉或建筑材料脱落等情形发生。屋顶应采用防水、防结露、防滴水的材料吊顶处理。

（5）厨房门窗。厨房门窗既要方便人员进出，又要防止虫害侵入。厨房应设纱门和安全门，可在厨房的进出门安装空气帘，防止蝇虫侵入，同时也防止厨房内的温度受室外温度变化的影响。

（6）厨房采光照明。为了节能环保，厨房采光应尽量采用自然采光。如果采用灯光照明，加工区每平方米应在150~200勒克斯照度，烹饪区应在200~400勒克斯。灯光颜色要自然，不影响观察食品的天然颜色，并与餐厅灯光一致。灯光应从厨师正面射出，避免阴影，否则影响厨师对菜肴烹饪状况的观察和判断。厨房照明灯必须安装保护罩，以防止灯管破裂时玻璃碎片污染食品，同时也便于厨房的清洁卫生。

（7）洗手消毒设施。应设置足够数量的洗手设施。洗手设施附近应有相应的清洗、消毒用品和干手设施。水龙头应采用脚踏式、肘动式或感应式等非手动式开关或可自动关闭的开关，应提供温水。

（8）温度、湿度。冬天应控制在22~26℃，夏天应控制在24~28℃，相对湿度不应超过60%。

（9）厨房排水。厨房排水可采用明沟或暗沟两种方式。目前厨房排水采用明沟的较多，明沟便于排水、冲洗以及防堵塞，但也易散发异味，容易藏匿虫、蝇、鼠害。厨房明沟应尽量采用不锈钢板铺设而成，明沟的底部与两侧均采用弧形处理，水沟的深度在15~20厘米，砌有斜坡，坡度应保持在20%~40%，明沟宽度在30~38厘米。

暗沟多以地漏将厨房污水与之相连。地漏直径不宜小于150毫米，径流面积不宜大于25平方米，径流距离不宜大于10米。采用暗沟排水时厨房平整，易于将设备摆放在暗沟，无异味，但易于堵塞，疏通困难。应在暗沟的某些部位安装热水龙头，以防管道堵塞。厨房油污较重，必须经过处理才可排入下水道。可采用隔油池过滤。

（10）通风排烟。厨房通风要良好，要及时排出油烟、蒸汽、废气，并送入新鲜空气。厨房应形成负压，防止食品、餐饮具、加工设备及菜肴受到污染。另外，厨房还要有防蝇、防尘、防鼠设施，应采用密闭的垃圾存放设施，存放的垃圾不得过夜。

2. 厨房布局

厨房布局要合理，要设单独的原料初加工厨房、冷菜加工和冷菜出品厨房、热菜烹调厨房、面点厨房、餐饮具清洗消毒间等。应根据需要配备冷藏和冷冻冰箱，做到易腐食品无论是原料、半成品还是成品都要分别存放在相应的冷藏或冷冻条件下，实现冷链化。应配备工具、容器、餐饮器具、洗刷手的消毒设施。餐饮具的洗涤、消毒设施提倡使用热力消毒装置。为保证洗刷效果，应供应冷、热两种流动水。为了保持食品从原料到成品的卫生，要求做到不准将垃圾、炉灰带入厨房特别是烹调间，无关人员不得在厨房中穿行或停留，房间的配置应是主食加工一条线、副食品加工一条线和餐具洗涤、消毒一条线。保证食品原料入口、垃圾污物出口、工作人员出口和进餐人员出入口畅通，并做到生熟食品分开，避免交叉污染。

（二）餐饮加工场所设施、设备的安全控制

在烹饪加工中，所用的设备、工具、容器等与食品密切接触，对食品的安全质量影响很大。

1. 设施、设备选择

（1）购置的设备应便于清洁和维修。食品用设备要经常清洗，所购设备要便于清洗操作。

（2）设备要符合食品安全的要求。制作设备的材料不应对食品的感官和营养成分造成影响，而且要对人体无害，耐腐蚀。尽量不用铜制品，因为铜离子具有促进氧化反应的作用，易引起食品变色、变味、酸败和维生素氧化等。严禁使用对人体有毒的镀镉设备，最好不用镀锌用具，因为锌常与镉共存。

2. 设施、设备管理

（1）设备要由专人负责。设备要由专人负责，一般谁使用谁负责清洁保养。新设备在使用前，要对设备使用人员进行操作规程的培训，培训合格后方可上岗。设备要定期维护和保养。

（2）严格遵守操作规程。严格遵守操作规程是食品安全质量的保证。如果不按操作规程操作，不但影响食品的安全和质量，还会影响设备的使用寿命，甚至危及员工的人身安全。

（3）保持设备的清洁卫生。烹饪加工的设备和用具必须经常清洗、消毒。每次使用前后都要清洁，以清除设备内的污物和黏附的残存物。

第一，灶具。要保持灶面清洁，没有油垢、污物。

第二，烤炉、微波炉。炉膛和外部要定期清洗，保持清洁。烤盘每次用完要清除食品

残渣和黏附物，并刷一层食用油，防止生锈。

第三，煎炸设备。油中的食品残渣会促进油脂的氧化酸败，而且经长时间油炸的食品残渣中的有害成分含量很高。所以，要每天过滤一遍炸油，除去油中的食品残渣。炸锅不用的时候应盖严，以防止污染。油炸锅的外部要每天清洗，内部至少每周清洗一次。内部清洗要将油倒空，去除残渣，然后用洗涤剂清洗，再用清水漂净，晾干后将油倒入锅内待用。

第四，蒸箱、蒸锅。蒸箱内、外都要保持清洁，蒸盘、蒸锅每次用完都要清洗，去除食品残留物。

第五，冰箱、冰柜。冰箱不是保险箱，如对其管理不善，同样会导致食品腐败变质，必须认真做好冰箱的卫生工作。①根据食品的性质控制好冷藏温度，以减少原料中的营养素在冷藏期间的损失，抑制微生物的生长繁殖。②冰箱、冰柜要定期进行清洗、消毒，夏季每半个月、冬季每一个月清洗消毒一次，以除去油污。杀灭低温下生长的微生物。定期对冰箱、冰柜进行除霜。冰箱一个月除霜一次。定期对冰箱、冰柜中的食品进行检查。③生熟原料分开，先存放的与后存放的分开，特别是已经初加工的原料一定要与生料分开。热食品应凉后才可放入冰箱。冰箱内要有隔架，无血水的原料放在上层，有血水的原料放在下层。

第六，绞肉机。绞肉机在用完后要及时清洗干净，否则留在绞肉机中的残留物就会腐败变质、发臭、繁殖大量细菌。另外，还要做好搅拌机、切片机、切碎机、去皮机等设备及操作台面、食品容器等器具的卫生工作。

（三）餐饮加工场所清洗和消毒的安全控制

餐饮场所每天要接待大量进餐人员，其中难免会有传染病患者或带菌者，如果餐饮场所的器具清洁洗涤不彻底、消毒不严格，这些带病菌器具就成为传染病传染的媒介。因此，对餐饮加工场所环境、设备进行彻底、正确的清洗和消毒是防止“病从口入”、保障人们身体健康的一个重要措施。

1. 消毒制度

（1）餐饮具消毒间或专用水池必须建在清洁卫生，远离厕所，无有害气体、烟雾、灰尘和其他有毒、有害物品污染的地方。

（2）餐饮具的洗涤、消毒池及容器应采用无毒、光滑、便于清洗消毒、防腐蚀的材料。

（3）消毒后的餐饮具应有专用的密闭餐具保洁柜来存放，保洁柜应垫有干净清洁的保洁布。未消毒的餐饮具和消毒好的餐饮具保洁柜有明显的标记，餐具保洁柜内不得放入其他杂物，保洁柜或保洁布要定期进行清洗、消毒，保持其干燥、洁净。

（4）餐饮具除满足正常使用量外，还应有正常使用量2倍的贮存。

（5）禁止使用破损餐具，禁止重复使用一次性餐具。

2. 清洗、消毒方法

（1）清洗。洗涤剂应该具备的特点包括：①洗涤性能强，能充分乳化疏水性的油脂，又有一定亲水性，容易被水冲掉；②在容器上的残留对人安全无毒；③排放后容易被分解，不造成对环境的污染。采用“一刮、二洗、三冲”的方法，先将餐具上的残渣污物刮除干净，刮除残渣可提高化学洗涤剂的效果，降低洗涤剂浓度，缩短浸泡时间，增强洗涤效果；刮除残渣后，再用热碱水或用洗涤剂洗刷；最后用水冲洗干净。这三步清洗程序要分别进行，要“三池分开”。洗刷餐饮具必须有专用水池，不得与清洗蔬菜、肉类等的水池混用。洗涤剂必须符合食品用洗涤剂的安全标准和要求。

（2）消毒。餐饮具经过洗涤冲刷以后，仅仅除掉了上面的脏物和油污，还达不到杀灭致病菌和寄生虫卵的目的。所以，餐饮具还必须经过消毒处理，才能达到安全的要求。餐饮具的消毒方法很多，常用的方法有热力消毒和化学药物消毒。

第一，热力消毒。热力消毒包括煮沸、蒸汽、红外线消毒等。煮沸、蒸汽消毒加热至100℃作用10分钟，红外线消毒一般控制温度为120℃，作用15～20分钟；洗碗机消毒的水温一般控制在85℃左右，冲洗消毒40秒以上。

第二，化学药物消毒。当餐饮具不适用热力消毒或无条件进行热力消毒时，可采用化学药物消毒，但必须经卫生监督机构审批，所使用的消毒剂必须符合食品用消毒剂的安全标准和要求。消毒方法：使用含氯制剂，有效氯浓度为250毫克/升，将餐饮具全部浸泡入液体中，作用5分钟，然后用清水冲洗干净。该方法应注意药物浓度的配比和消毒后消除餐饮具的药物残留。

第三，餐饮具的卫生要求。在烹饪制作菜肴的过程中应注意烹饪用具的卫生，否则会引起生熟食品的交叉污染及寄生虫卵的污染。生熟食品的交叉污染，包括容器、用具、抹布、手等。具体必须做到六分开。

开生和细加工分开。开生（鸡、鸭、鱼等的开膛）所用的刀、墩、砧板、抹布和细加工的刀、墩、砧板、抹布必须分开使用。因为禽类、鱼类的内脏和生肉有病原菌，特别是禽类的沙门菌，如不分开使用，则会污染到其他食品。

加工洗涤与细加工分开。蔬菜的加工洗涤，也必须与细加工的刀、墩、砧板、池、筐分开，既防止蔬菜沾上油腻，不易洗净，又避免蔬菜上的寄生虫卵污染。

生熟分开。切用生料和熟食的刀、墩、砧板、抹布更要分开。饭店、餐馆及大型食堂冷菜拼切、摆盘应专门设立冷食间，非本间人员禁止入内。即使不具备条件设专间的小型餐馆、食堂，也必须严格做到专人、专墩、专刀、专抹布等，这样才能保证熟食品不被污染。

解冻原料分开。肉食、水产、禽类等的冰冻原料，必须经过水浸解冻后方可加工。在解冻过程中各种冰冻原料必须要分池水浸，以免相互串味和污染。

餐具分开。盛装熟食的碗、碟、盘等各种餐具应做到专用，不随便混用。

用具分开。在菜肴、面点制作过程中，免不了要使用各种容器来盛装食品，最好是生熟分开专用，不互相混用。

（四）餐饮加工场所其他有害物的管理

为达到消灭害虫，维护餐厅环境卫生的目的，应定期对餐饮加工场所进行虫害、鼠害消杀，保证餐厅内无害虫、害鼠活动的迹象。在消杀过程中，应尽量使用速效药物，中长效药物的使用应有选择性，且所用药品均应符合国家的相关规定，以确保食品的安全问题。药物一定不能放在食品加工区的上方及需天天清扫的区域。工具应使用对人体无害作用的粘鼠板、挡鼠板等。

制订餐饮加工场所虫害、鼠害综合治理计划，定期检查餐饮经营场所虫、鼠能进入的途径并及时处理。

1. 封填裂痕和裂纹

（1）门、窗和通风口保证封闭严实、完好。

（2）封闭所有电线、排污管道、通风口和烟道口周围的开口处。

（3）用至少16目的金属筛网来封盖窗户和通风口，修补所有向外开的门和外墙上的裂缝。

（4）安装空气门帘或是能吹出稳定气流，将苍蝇阻隔在收货口之外的灭蝇扇。

2. 地板和墙面

（1）及时修补受损的地板，地板要使用防水材料，如瓷砖。

（2）保持地面排水管畅通，不被食品残渣和其他碎屑阻塞。

（3）照明灯的安装要离开向外开的门，因为灯光会吸引很多种飞虫，电灯开关、公告牌和通风孔旁的缝隙要仔细填塞。

（4）保持建筑物外墙及其周围的清洁和整洁，清除杂物，不给鼠类和其他害虫留有栖息之所。

（5）用金属丝网（铜丝网）封堵所有的管道和电线。

（6）所有的垃圾都装在封口塑料袋里，投入有盖的容器中。断绝餐馆中害虫所需的食品和栖息所。

3. 垃圾和废物

垃圾和废物是微生物和昆虫的滋养地，同时也能给它们提供食品。应该做到以下方面进行预防。

（1）用容易清洗，并且有紧实盖子的容器来装垃圾，这样的容器可以防止苍蝇进入。

（2）垃圾桶里使用塑料衬垫，以便易于清洁。

（3）每天都用热的肥皂水清洗垃圾桶的内外，保持垃圾桶周围的清洁。

（4）在垃圾和废物区附近使用喷雾杀虫剂和捕鼠夹。

（5）把可回收的废物存放在清洁的、防虫的容器内，该类容器置放于尽量远离餐馆且法规允许摆放的位置。

（6）部分食品如面粉、白糖、煎饼粉等从原包装里拿出后，放到经认可且封盖严密的容器中，容器外要有正确的标签。

4. 虫害、鼠害消杀与防控

（1）蟑螂消杀与防治措施。蟑螂喜暗怕光，一般白天隐蔽，晚上活动，所以要根据蟑螂的活动特点进行灭杀。

第一，要做好室内外环境卫生，堵塞可供蟑螂栖居的缝洞，应该经常清理检查厨房和仓库堆放的物品，随时清除卵夹。

第二，各种食品应装好、盖好，餐具、容器、灶台用后要清洗干净，剩饭菜及时处理，使蟑螂无食可觅。

第三，灭蟑螂必须做到“三饱和”（空间饱和、药量饱和、时间饱和）。

（2）老鼠消杀与防治措施。

堵。经常清除杂物，做好室内外卫生；在仓库等地加放防鼠板，沟渠处放防鼠网；把室内鼠洞堵死，墙根压实使老鼠无藏身之地，便于捕杀。

查。查鼠洞，摸清老鼠常走的鼠道和活动场所，为下毒饵、放灭鼠器提供线索。

饿。保管好食品，断绝鼠粮，清除垃圾和粪便，迫使老鼠食诱饵。

捕。用特制捕鼠用具如鼠笼、鼠夹、电猫、粘鼠胶等诱捕。

项目五　餐饮食品的质量检验与管理

任务一　餐饮食品质量检验基础

食品质量检验是食品质量管理的重要环节，是全面质量管理的基础。通过提高食品质量检验活动，与食品生产企业管理活动相协调，保证了餐饮食品从农田到餐桌的所有环节井然有序。

检验就是通过观察和判断，适当地结合测量、试验或估量所进行的符合性评价。质量检验就是对产品的一个或多个质量特性进行观察、测量、试验，并将结果和规定的质量要求进行比较，以确定每项质量特性合格情况的技术性检查活动。食品质量检验是指研究和评定食品质量及其变化的一门学科，它依据物理、化学、生物化学的一些基本理论和各种技术，按照制定的技术标准，对原料、辅助材料、成品的质量进行检测。

一、食品质量检验的基本功能

（一）把关功能

质量把关是质量检验最重要、最基本的功能。通过严格的质量检验，剔除不合格品并予以“隔离”，实现不合格的原材料不投产，不合格的产品组成部分及中间产品不转序、不放行，不合格的产品不交付，严把质量关，实现把关功能。

（二）鉴别功能

食品质量检验根据相关技术标准、产品配方和工艺、作业（工艺）规程或订货合同的规定，采用相应的检测方法观察、试验、测量产品的质量特性，判定产品质量是否符合规定的要求，具有鉴别功能。

（三）报告功能

报告功能，即信息反馈功能。为了使相关管理部门及时掌握产品实现过程中的质量状况，评价和分析质量控制的有效性，把检验获取的数据和信息，经汇总、整理、分析后写成报告，为质量控制、质量改进、质量考核、质量监督以及管理层进行质量决策提供重要信息和依据。

报告功能主要包括原材料、辅料、半成品进货验收的质量情况和合格率；过程检验、成品检验的合格率、返修率、报废率和等级率，以及相应的废品损失金额；按产品组成部分或作业单位划分统计的合格率、返工率、报废率和等级率，以及相应的损失金额；产品不合格原因的分析；重大质量问题的调查、分析和处理意见；提高产品质量的建议。

二、食品质量检验的主要类型

（一）依据检验体制分类

1. 自检

自检是指在产品形成过程中，操作者本人对操作过程完成的产品质量进行自我检查。通过自检，操作者可以有效地判断本过程产品质量特性与规定要求的符合程度；可以区分合格品与不合格品；了解本过程是否受控，是否需要进行作业过程调整；对能返工的不合格品自行实施返工直至合格。然而，自检一般只能做感官检查和对部分质量特性的测量，有一定的局限性。

2. 互检

在产品形成过程中，上下相邻作业过程的操作者相互对作业过程完成的产品质量进行复核性检查。互检可以及时发现不符合操作规程的质量问题，并及时纠正和采取纠正措施，可以有效地防止自检中发生的错检、漏检造成的损失。

3. 专检

专检是在产品实现过程中，专职检验人员对产品形成所需要的物料及产品形成的各过程（工序）完成的产品质量特性进行的检验，是现代化大生产劳动分工中不可替代的一部分。专检人员由生产组织专门设置的检验机构统一管理。专职检验人员必须熟悉产品的技术要求和质量特性、产品实现过程的作业（操作）规程、检验理论，掌握相应的检验技能，使检验结果准确性、可靠性和检验的效率相对更高，检验的可靠度、权威性也更高。

自检、互检、专检“三检”中以专检为主，自检、互检为辅；一般对采购物料、成品的检验，对产品形成过程中质量特性要求更高，检测技术复杂、操作难度较大，检测设备复杂、贵重的检验均以专检为主。产品形成过程中的一般检验可以采用自检、互检。

（二）依据检验数量分类

1. 全数检验

产品形成全过程中，对全部单一成品、中间产品的质量特性进行逐个检验称为全数检验。检验后，根据检验结果对单一产品做出合格与否的判定。全数检验源于工业化初期，是小规模作坊式生产中习惯采用的检验方法，这种方法尽管原始，但是可以有效地区分合格品和不合格品，防止不合格品转入下一过程（工序）或交付使用。现代工业化生产中，对生产批量很大、质量特性很重要的作业过程，都采用自动测量装置进行主动测量和监控进行全数检验，以保证最终产品的质量。

全数检验的主要优点是能提供产品完整的检验数据和较为充分、可靠的质量信息；缺点是检验的工作量相对较大，检验的周期长，需要配置的资源（如人力、物力、财力）数量较多，检验涉及的费用也较高，增加质量成本。

2. 抽样检验

抽样检验是按照规定的抽样方案，随机地从一批或一个过程中抽取少量个体（构成一个样本）进行的检验。其目的在于判定一批产品或一道工序是否符合要求。

抽样检验的主要优点是：相对全数检验大大节约检验工作量和检验费用，缩短检验周期，减少检验人员，特别在破坏性检验时，只能采用抽样检验的方式。

（三）依据检验目的分类

第一，生产检验。生产检验是指由企业的质检部门按生产工艺和技术标准对原材料、半成品进行的检验。目的是使生产单位能及时发现生产中人、机、料、法、环等诸多因素对产品质量的影响，以防止不合格品出厂或流入下道工序。

第二，验收检验。验收检验是买方或使用单位（用户）为了保证买到满意的产品，按照国家（国际）现行的技术标准或合同规定而进行的检验。

第三，监督检验。监督检验是由独立检测机构按质量监督管理部门制订的计划，从食品企业抽取产品，或从市场抽取商品进行检测，目的是对产品实施宏观监控。

第四，仲裁检验。仲裁检验是指当供需双方对产品质量发生争议时，争议双方自愿达成仲裁协议，申请仲裁机构仲裁，由仲裁机构指定的法定检测机构进行的检测。

（四）依据检验地点分类

1. 固定场所检验

固定场所检验是在产品形成过程的作业场所、场地、工地设立的固定检验站（点）进行的检验活动。检验站可以设立在作业班组、工段的机群、设备较为集中之处和工地，以便于检验；也可设置在产品流水线、自动线作业过程（工序）之间或其生产终端作业班组、工段、工地。完成的中间产品、成品集中送到检验站按规定进行检验。固定检验站适用于检验仪器设备不便移动或使用较频繁的情况。固定检验站相对工作环境较好，也有利于检验工具或仪器设备的使用和管理。

2. 巡回检验

巡回检验是在作业过程中，检验人员到产品形成的作业场地、作业（操作）人员和机群处进行流动性检验。这种检验的工作范围有局限性，一般适用于检验工具比较简便，精度要求不很高的检验，适用于产品重量大，不适宜搬运的产品。

巡回检验的优点包括：①容易及时发现过程（工序）出现的质量问题，使作业（操作）人员及时调整过程参数和纠正不合格，从而可预防出现成批废品；②可以节省中间产品（零件）搬运和取送的工作，防止磕碰、划伤缺陷的产生；③节省作业者在检验站排队等候检验的时间。

（五）依据检验方法分类

1. 感官检验

感官检验是依靠人的感觉器官来对产品的质量进行评价和判断。如对食品的形状、颜色、气味、口感等，通常是依靠人的视觉、听觉、味觉、触觉和嗅觉等进行检查，并判断产品是否符合质量标准。

2. 理化检验

理化检验是借助物理、化学的方法，使用某种测量工具或仪器设备，如利用糖度计、质构仪、分光光度计等所进行的检测。

3. 微生物检测

通过检测细菌菌落总数和大肠菌群来判断食品被微生物污染的程度，从而间接判断有无传播肠道传染病的危险。并通过对常见致病菌的检测，控制病原微生物的扩散传播，保障人体健康。

（六）依据质量特性分类

1. 计量检验

计量检验就是要测量和记录质量特性的数值，并根据数值与标准对比，判断其是否合格。这种检验在工业生产中是大量而广泛存在的。计量检验的商品，应是生产企业自检合格的商品，或流通领域销售的在保质期内的商品。

2. 计数检验

计数检验是对抽样组中的每一个单位产品通过测定检测项目，确定其为合格品或不合格品，从而推断整批产品的不合格品率。计数检验的计数值质量数据不能连续取值。

（七）依据检验有无破坏性划分

1. 破坏性检验

破坏性检验是指将被检样品破坏（如在样品本体上取样）后才能进行检验，或者在检验过程中，被检样品必然会损坏和消耗。进行破坏性检验后，无法实现对该样品进行重复检验，而且一般都丧失了原有的使用价值。大多数食品化学或微生物检测都属于破坏性检验。

2. 非破坏性检验

非破坏性检验是指检验后被检样品不会受到损坏，或者稍有损耗对产品质量不发生实质性影响，不影响产品的使用。非破坏性检验可实现对同一样品的重复检验。产品大量的性能检验、过程检验都是非破坏性检验。

（八）依据生产流程分类

1. 进料检验

由接收者对原材料、辅料、半成品等进行检验，进料检验包括首批检验和成批检验两种。首批检验目的是对供货单位所提供产品的质量水平进行初步了解，以便确立具体的验收标准，为今后成批产品的验收建立质量水平标准；成批检验是为了防止不符合要求的成批产品进入生产过程，从而避免打乱生产秩序和影响产品质量，对于成批大量购入的产品按重要程度分不同情况进行检验，进料检验必须在入库前及投产前进行。

2. 工序间检验

工序间检验是判断半成品能否由上一道工序转入下一道工序所进行的检验，目的是防止不合格品流入下道工序。工序间检验不仅要检验产品，还要检验与产品质量有关的各项因素的稳定状况，影响质量的五大要素是：人、机、料、法、环，还可以根据受检产品的质量状况对工序质量稳定状况做出分析和推断，以判定影响产品质量的因素是否处于受控状态。工序检验特别要搞好首批检验，对生产开始时和工序要素变化后的首批产品质量进行的检验称为首批检验。首批检验不合格，不得继续进行成批加工。

3. 出厂检验

出厂检验是产品入库所进行的一次全面检查。出厂检验的目的是防止不合格品入库和出厂，以保证消费者的安全健康，避免给企业的声誉带来不应有的损失和影响。

三、食品质量检验的一般程序

第一，准备。进行食品质量检验之前，要熟悉相关标准要求，选择检验方法，制定检验规范。要熟悉检验标准和技术文件规定的质量特性和具体内容，确定测量的项目和量值。因此，有时需要将质量特性转化为可直接测量的物理量；有时则要采取间接测量方法，经换算后才能得到检验需要的量值；有时则需要有标准实物样品作为比较测量的依据。

确定检验方法，选择精密度、准确度适合检验要求的计量器具和测试、试验及理化分析用的仪器设备。确定测量、试验的条件，确定检验实物的数量，对批量产品还需要确定批的抽样方案。将确定的检验方法和方案用技术文件形式做出书面规定，制定规范化的检验规程、检验指导书，或绘成图表形式的检验流程卡、工序检验卡等。在检验的准备阶段，必要时要对检验人员进行相关知识和技能的培训和考核，确认其能否适应检验工作的需要。

第二，检验。按已确定的检验方法和方案，对产品质量特性进行定量或定性的观察、测量、试验，得到需要的量值和结果。测量和试验前后，检验人员要确认检验仪器设备和被检物品试样状态正常，保证测量和试验数据的正确、有效。

第三，记录。对测量的条件、测量得到的量值和观察得到的技术状态用规范化的格式和要求予以记载或描述，作为客观的质量证据保存下来。质量检验记录是证实产品质量的证据，因此，数据要客观、真实，字迹要清晰、整齐。质量检验记录不仅要记录检验数据，还要记录检验日期、班次，由检验人员签名，便于质量追溯，明确质量责任。

第四，比较和判断。由专职人员将检验的结果与规定要求进行对照比较，确定每一项质量特性是否符合规定要求，从而判定被检验的产品是否合格。

第五，确认和处置。检验有关人员对检验的记录和判定的结果进行签字确认。对产品

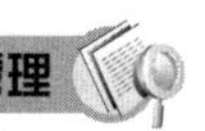

是否可以“接收”“放行”做出处置。对合格品准予放行，并及时转入下一作业过程或准予入库、交付。对不合格品，按其程度分别做出返修、返工、让步接收或报废处置。对批量产品，根据产品批质量情况和检验判定结果分别做出接收、拒收、复检处置。

四、食品质量检验的标准类型

食品质量检验就是依据一系列不同的标准，对食品质量进行检测、分析和评价。食品质量标准是规定食品质量特性应达到的技术要求，是食品生产、检验和评定质量水平的技术依据，其主要内容包括食品安全标准、食品产品标准及其他标准。

（一）食品安全标准

“食品安全标准是规范食品生产行为、保障食品质量安全的重要技术依据，能够保障公众身体健康和生命财产安全。”① 我国的食品安全标准是依据《中华人民共和国食品安全法》等法规，由国务院卫生行政部门制定并予以颁布的。食品安全标准主要包括感官指标、理化指标和微生物指标三部分，并规定了各种指标的检验方法。

第一，感官指标。感官指标主要对食品的色泽、气味或滋味、组织状态等感官性状做了明确的规定。

第二，理化指标。理化指标是保证食品安全性的重要指标，对食品中可能对人体造成危害的金属离子、可能存在的农药残留、有害物质及放射性物质等做了明确的量化规定。

第三，微生物指标。微生物指标主要包括菌落总数、大肠菌群和致病菌三部分，对有些食品还规定了霉菌指标。

（二）食品产品标准

食品产品标准有国家标准、行业标准、地方标准及企业标准。各级标准的内容、格式等都遵循统一规定，对食品产品在范围、引用标准、相关定义、技术要求、检验方法、检验规则、标志包装、运输和贮存等方面做出明确规定。

食品产品标准的核心部分是技术要求，它包括对原辅材料、感官指标、理化指标、微生物指标等方面的要求，是决定产品质量和使用性能的主要指标，是进行质量检验的主要依据。

---

① 燕娜娜，崔敏，徐伟杰. 食品安全标准在食品安全管理实践中的应用探讨［J］. 中国标准化，2023（20）：159-162，171.

检验方法与检验规则是食品产品标准中两项不同内容。食品卫生检验方法已作为国家标准颁布实施，应在充分理解的情况下应用。检验规则包括检验分类、抽样方法和判定规则等，只有科学、合理才能正常评价检验结果。

（三）其他标准

食品工业基础及相关标准、食品包装材料及容器标准、食品添加剂标准、食品检验方法标准等。食品检验方法标准主要规定检测方法的操作过程、使用的仪器及化学试剂等。

任务二　餐饮食品质量检验方法

一、感官检验

食品感官评价是用于唤起、测量、分析和解释产品，通过视觉、嗅觉、味觉、触觉和听觉等所引起反应的一种科学方法。

感官检测是食品检测的重要方法之一，它快速、灵敏、简便、易行。感官检测不仅对食品感官性状宏观上出现的异常能直接观察出来，特别是通过人的感官器官，如嗅觉、味觉等能给出应有的鉴别。例如，食品中混有杂质、异物，发生霉变、沉淀等不良变化时，人们能够直接地鉴别出来，而不需要再进行其他的检验分析。特别是当食品的感官性状只发生微小变化，甚至这种变化轻微到有些仪器都难以准确发现时，通过人的感觉器官，如嗅觉器官、味觉器官等都能给予应有的鉴别。可见，食品的感官质量鉴别有着理化和微生物检验方法所不能替代的优越性。在判断食品的质量时，感官指标往往具有否决性，即如果某一产品的感官指标不合格，则不必进行其他的理化分析与卫生检验，直接判该产品为不合格品。在此种意义上，感官指标享有一定的优先权。

由于食品的感官性状变化程度很难具体衡量，也由于鉴别者客观条件不同及主观态度各异，尤其在对食品感官性状的鉴别判断有争议时，往往难以下结论。对食品品质的评价，在感官检测不能做出判断时，则需结合理化检测和微生物检测的结论做出判断。

（一）感官检验的要求

1. 评价员要求

（1）评价员的基本要求。评价员的基本要求主要包括：①身体健康，感觉器官无缺

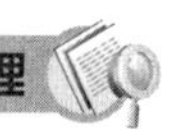

陷；②无不良嗜好、偏食和变态反应；③对色、香、味、形有较强的分辨力和较高的灵敏度；④有必要的食品知识和经验；⑤对感觉内容有准确的表达能力。

（2）评价员的选择与培训。评价员分为初级评价员、优选评价员和专家。具有一般感官分析能力的评价员为初级评价员。有较高感官分析能力的评价员为优选评价员。对某种产品具有丰富经验、能独立进行该项产品感官分析的优选评价员为专家。

选择评价员应着重候选人的感觉能力和判断能力。对具备条件者，还需进行必要的培训，主要包括：①提高和稳定感官评价人员的感官灵敏度；②降低感官评价人员之间及感官评价结果之间的偏差；③降低外界因素对评价结果的影响。

（3）评价员的数量。评价员的数量视检测要求的准确性、检测方法和评价员水平等因素而定。一般地，要求评价的准确性高、评价方法功效优，若评价员水平低，需要的评价员数量就较多。

2. 实验室要求

感官检验应在专门的实验室进行，以提供评价员一个不受干扰的工作环境。感官检验实验室与样品制备室分开，避免评价员见到样品的准备过程。实验室应无异味，保持一定温度和湿度，限制音响，空间大小适宜，控制光的强度和色调。为避免评价员之间相互干扰，可分隔成隔挡。良好的工作环境，可减少无关变量的影响，提高检测的效率和准确性。

3. 样品制备

感官检验宜在饭后2~3小时内进行，避免过饱或饥饿状态。要求评价员在检验前0.5小时内不得吸烟，不得吃刺激性强的食物。同时在样品准备时应注意以下方面。

（1）样品数量。每种样品应该有足够的数量，保证有三次以上的品尝次数，以提高结果的可靠性。

（2）样品温度。在食品感官鉴评试验中，样品的温度是一个需要考虑的因素，只有以恒定和适当的温度提供样品才能获得稳定的结果。

（3）器皿。食品感官评定试验所用器皿应符合试验要求，同一试验内所用器皿最好外形、颜色和大小相同。器皿本身应无气味或异味。通常采用玻璃或陶瓷器皿比较适宜，但清洗麻烦。也有采用一次性塑料或纸塑杯、盘作为感官评价试验用器皿。

（4）编号。所有呈送给评价员的样品都应当编号，以免给评价员任何相关信息。样品编号工作应由试验组织者或样品制备工作人员进行，试验前不能告知评价员编号的含义或给予任何暗示。可以用数字、拉丁字母或字母和数字结合的方式对样品进行编号。用数字编号时，最好采用从随机数表上选择三位数的随机数字。用字母编号时，则应该避免按字母顺序编号或选择喜好感较强的字母进行编号。同次试验中所用编号位数应相同。同一个样品应编几个不同号码，保证每个评价员所拿到的样品编号不重复。

（5）样品的摆放顺序。呈送给评价员的样品的摆放顺序也会对感官评定试验结果产生影响。这种影响涉及三个方面：①在比较两个与客观顺序无关的刺激时，常常会过高地评价最初的刺激而弱化第二次刺激，造成所谓的第一类误差或第二类误差；②在评价员较难判断样品间差别时，往往会多次选择在特定位置上的样品；③应为评价人员准备一杯温水，用于漱口，以便除去口中样品的余味，然后再接着品尝下一个样品。

（二）感官检验的方法

1. 差别检验

差别检验的目的是要求评价员对两个或两个以上的样品，做出是否存在感官差别的结论。差别检验的结果，是以做出不同结论的评价员的数量及检验次数为基础，进行概率统计分析。

2. 类别检验

类别检验中，要求评价员对两个以上的样品进行评价，判定出哪个样品好，哪个样品差，以及它们之间的差异大小和差异方向，通过试验可得出样品间差异的排序和大小，或者样品应归属的类别或等级，选择何种方法解释数据，取决于试验的目的及样品数量。

3. 描述检验

描述检验是评价员对产品的所有品质特性进行定性、定量的分析及描述评价。它要求评价产品的所有感官特性，因此要求评价员除具备人体感知食品品质特性和次序的能力外，还要具备用适当和准确的词语描述食品品质特性及其在食品中的实质含义的能力，以及总体印象、总体特性强度和总体差异分析的能力。通常是可依定性或定量而分为简单描述性检验法和定量描述性检验法。

二、理化检验

食品理化检验是依据物理、化学、生物化学等一些基本原理，运用各种科学技术，按照制定的技术标准，对食品的原料、辅料、半成品及成品的质量进行检测，从而研究和评定食品品质及其变化，并保障食品安全的一门学科。

(一) 理化检验的主要方法

第一，物理分析法。食品的物理分析法是食品理化检测中的重要组成部分。食品物理分析法具有操作简单、方便快捷、适用于生产现场等特点。

第二，化学分析法。化学分析法是以物质的化学反应为基础的分析方法。有时为了保证仪器分析方法的准确度和精密度，往往用化学分析方法的测定结果进行对照。

第三，仪器分析法。仪器分析法是目前发展较快的分析技术，它是以物质的物理、化学性质为基础的分析方法。它具有分析速度快、一次可测定多种组分、减少人为误差、自动化程度高等特点。

(二) 理化检验的基本程序

食品种类繁多，成分复杂，来源不一，进行理化检验的目的、项目、要求也不尽相同，尽管如此，无论什么食品，只要进行理化检验，都必须按照一个共同的程序进行。食品理化检验的基本程序如下。

1. 理化检验的样品采集

食品理化检验的首项工作就是从大量的分析对象中抽取一部分分析材料供分析化验用，这些分析材料即样品。这项工作称为样品的采集，又叫采样。样品可分为检样、原始样和平均样。检样指从分析对象的各个部分采集的少量物质；原始样是把许多份检样综合在一起；平均样指原始样经处理后，再采取其中一部分供分析检验用的样品称为平均样。

采样时进行食品卫生质量鉴定以及营养成分分析，是进行食品卫生与营养指导、监督、管理和科学研究的重要依据和手段，是食品理化检验的最基础工作，是食品检验分析中重要环节的第一步。

一般采样时应遵循两个原则：①所采用的样品对总体应该具有充分的代表性。能反映全部被检查食品的组成、质量和卫生状况。②采样过程中要确保原有的理化性状。防止成分的损失或样品污染。

2. 理化检验的样品保存

采样后应尽快进行检验，尽量减少保存时间，以防止其中水分或挥发性物质的散失以及其他待测成分的变化。样品的任何变化都能对检验结果的正确性产生影响。由于食品本身的成分易变不稳定，容易发生自然变化，尤其是动物性食品营养丰富，富含水分，易受微生物的侵袭和环境影响，造成检验失误。另外，采样操作经历了切割粉碎和混匀等过程，加快了食品样品的变化速度。因此，必须防止食品样品的任何变化，高度重视检验样品的保存。

3. 理化检验的样品制备

样品制备的目的就是保证样品十分均匀，分析时取任何部分都具有代表性，样品的制备必须考虑到在不破坏待测成分的条件下进行。必须先去除不可食部分。为了得到具有代表性的均匀样品，必须根据水分含量、物理性质和不破坏待测组分等要求采集试样。采集的试样还需经过粉碎、过筛、磨均、溶于溶液等步骤，进行样品准备。

用于食品分析的样品量通常不足几十克。可在现场进行样品的缩分。缩分干燥的颗粒状及粉末状样品，最好使用圆锥四分法。圆锥四分法是把样品充分混合后堆砌成圆锥体，再把圆锥体压成扁平的圆形，中心画两条垂直交叉的直线，分成对称的四等份；弃去对角的两个四分之一圆，再混合，反复用四分法缩分，直到留下合适的数量作为检验样品。

4. 理化检验的样品处理

食品的组成是复杂的，在分析过程中各成分之间常常产生干扰，或者被测物质含量甚微，难以检出，因此，在测定前需进行样品处理，以消除干扰成分或进行分离、浓缩。样品处理过程中，既要排除干扰因素，又不能损失被测物质，而且使被测物质达到浓缩，以满足分析化验的要求，保证测定获得理想的结果，因此，样品处理在食品理化检验工作中占有重要的地位。

5. 理化检验的样品测定

食品理化检验的目的就是根据测定的分析数据对被检食品的品质和质量做出正确客观的判断和评定，为此，检验测定的过程中，必须实现全面质量控制程序。

（1）理化检验方法的选择。食品理化检验方法的选择是质量控制程序的关键之一，选择的原则是：精密度高、重复性好、判断准确、结果可靠。

（2）食品检测仪器的选择及校正。食品理化检验工作中分析仪器的规格与校正对质量控制十分重要，必须慎重选择，认真校正、照章操作。因为食品中有些成分含量甚微。因此，检测仪器的灵敏度必须达到同步档次，否则将难以保证检测质量。

（3）试剂、标准品、器具和水质标准的选择。食品理化检验所需的试剂和标准品以优级纯或分析纯为主，必须保证纯度和质量。所需的量器（滴定管、容量瓶等）必须校准，容器和其他器具也必须洁净并符合质量要求。检验用水在没有注明其他要求时，是指其纯度能够满足分析要求的蒸馏水或去离子水。

6. 理化检验的数据处理

通过测定工作获得一系列有关分析数据以后，需按以下原则记录、运算和处理。

（1）记录。食品理化检验中直接或间接测定的量均用有效数字表示，在测定值中只保留最后一位可疑数字，记录数据反映了检验测定量的可靠程度。有效数位数与方法中测量仪器精度最低的有效数位数相同，并决定报告的测定值的有效数位数。

（2）运算。食品理化检验中的数据计算均按有效数字计算法则进行。除有特殊规定外，一般可疑数字为最后一位有±1 个单位的误差。一般测定值的有效数位数应能满足卫生标准的要求，甚至高于卫生标准，报告结果应比卫生标准多一位有效数。复杂运算时，其中间过程可多保留一位，最后结果按有效数字的运算法则留取应有的位数。

（3）计算及标准曲线的绘制。食品理化检验中多次测定的数据均应按统计学方法计算其算术平均值、标准偏差、相对标准差、变异系数。同时用直线回归方程式计算结果并绘制标准曲线。

（4）回收率。食品理化检验工作中常采用回收率试验以消除测定方法中的系统误差。回收试验中，某一稳定样品中加入不同水平已知量的标准物质（将标准物质的量作为真值）称为加标样品。

（5）检验结果的表示方法。检验结果的表示方法应与食品卫生标准的表示方法一致。如毫克百分含量（毫克/100 克），即每 100 克或每 100 毫升样品中所含被测物质的毫克数。

7. 理化检验的检验报告

食品理化检验的最后一项工作是写出检验报告，写检验报告时应做到三点：①实事求是、真实无误；②按照国家标准进行公正仲裁；③认真负责，签字、盖章。

三、微生物检验

“随着科学技术不断飞跃发展，食品企业对食品微生物检验的重视程度不断提高，同时也研究出更科学有效，保障检验效果的检验方法，以此保障检验工作质量。”① 食品微生物检测就是应用微生物学的理论与方法，研究外界环境和食品中微生物的种类、数量、性质、活动规律、对人和动物健康的影响及其检测方法与指标的一门学科。食品微生物检测是食品检测、食品加工以及公共卫生方面的从业人员必须熟悉和掌握的专业知识之一。

食品的微生物危害与食品生产所用的原辅料、生产环境、加工过程、贮藏和销售条件以及从业人员的卫生状况等密切关系，如果卫生状况好，食品的微生物污染就较轻，其危害可以降低到最低程度；如果卫生状况不好，食品的微生物污染就严重，其危害就较大。

---

① 周君. 食品微生物检验质量控制路径研究［J］. 食品界，2023（8）：73-75.

因此，为了保证食品质量和安全，食品微生物检测的范围包括：①生产环境的检测，包括车间用水、空气、地面、墙壁等；②原辅料的检测，包括食用动物、谷物、添加剂等一切原辅材料；③食品加工过程、贮藏、销售诸环节的检测，包括食品从业人员的卫生状况检测、加工工具等；④食品的检测，重要的是对出厂食品、可疑食品及食物中毒食品的检测。

（一）微生物检验的样品采集

在食品的检验中，样品的采集是极为重要的一个步骤。根据检验目的、食品特点、批量、检验方法、微生物的危害程度等确定采样方案。应采用随机原则进行采样，确保所采集的样品具有代表性。采样过程遵循无菌操作程序，防止一切可能的外来污染。样品在保存和运输的过程中，应采取必要的措施防止样品中原有微生物的数量变化，保持样品的原有状态。

（二）微生物检验的样品送检

采样后，应将样品在接近原有贮存温度条件下尽快送往实验室检验。运输时应保持样品完整。如不能及时运送，应在接近原有贮存温度条件下贮存。

（三）微生物检验的样品处理

实验室接到送检样品后应认真核对登记，确保样品的相关信息完整并符合检验要求。实验室应按要求尽快检验。若不能及时检验，应采取必要的措施保持样品的原有状态，防止样品中目标微生物因客观条件的干扰而发生变化。冷冻食品应在 45℃以下不超过 15 分钟，或 2～5℃不超过 18 小时解冻后进行检验测定。

（四）微生物检验的样品检测

微生物的检测标准包括国际标准、国外发达国家标准、国家标准、行业标准、地方标准和企业标准，具体采用什么标准检测，要根据企业、顾客、国家法规的要求来选择。食品微生物检验方法标准中对同一检验项目有两个及两个以上定性检验方法时，应以常规培养方法为基准方法。食品微生物检验方法标准中对同一检验项目有两个及两个以上定量检验方法时，应以平板计数法为基准方法。

按照标准操作规程进行检验操作，边工作边做原始记录；检测结束，连同结果一起交同条线技术人员复核。复核过程中发现错误，复核人应通知检测更正，然后重新复核。检测人和复核人在原始记录上签名，并编写“检测报告底稿”。所有检测项目完成后，检测人员将原始记录、样品卡、报告书底稿交科主任全面校核。

（五）微生物检验的检验报告

样品检测后及时出具报告。经审核后的报告底稿、样品卡、原始记录，上交打印正式报告两份。将报告正本交审核人及批准人签名，并在报告书上盖上“检验专用章”和中心公章后对外发文。收文科室或收文人要在检测申请书上收件人一栏内签字，以示收到该报告的正式文本。在报告正式文本发出前，任何有关检测的数据、结果、原始记录都不得外传，否则作为违反保密制度论处。检验结果报告后，被检样品方能处理。检出致病菌的样品要经过无害化处理。检验结果报告后，剩余样品或同批样品不进行微生物项目的复检。

任务三　食品检验工作的质量管理

一、食品检验人员的职责

检验的具体组织形式可以不同，但检验部门所承担的职责基本相同，主要包括：①严格按照检验规程进行产品检验，做好检验记录，对已检产品的质量负责，对产品的漏检和误检负责，对检验记录的正确性负责；②检验员对责任产品应逐个认真检验，不得疏忽遗漏，检验员对漏检的废品、次品负责；③检验以巡检为主，以预防为主，检验员对批量废品的发生承担责任；④发生次品、废品，及时隔离并上报处理；⑤经检验的产品，应有明确标识与数字；⑥经检验的产品数据，应及时汇总列表，配合统计员做好当日统计，月终做好月度统计；⑦正确使用和维护保养所用的计量器具、仪表和检测设备；⑧做好产品检验或试验状态标识和不合格品标识；⑨认真完成所承担的检验任务。

二、食品检验误差的方法

第一，重复检验。由检验人员对自己检验过的产品再检验 1～2 次。查明合格品与不合格品中的误检数。

第二，复合检验。由技术水平较高的检验人员或技术人员复核检验已检验过的合格品与不合格品。

第三，提高检验条件。为了解检验是否正确，在检验人员检验一批产品后，可以用精度或准确度更高的检测手段进行重检。

第四，建立标准品。用标准品进行比较检验，以便发现被检验过的产品所存在的缺陷或误差。

三、食品检验人员的工作质量考核

检验人员工作质量的直接标志就是错检、漏检的程度，即检验差错的程度。检验工作量可直接由被检验产品的数量进行考核。数据记录及时性和完整性也可由记录质量和记录时间进行考核。检验正确性是专职检验员工作质量的主要内容。

考核专职检验员工作质量必须与经济责任制挂钩，制定专职检验员工作质量的考核制度和标准，认真考核，实行奖惩，才能达到通过专职检验员的工作质量来保证企业的工序质量和产品质量的目的。

参考文献

[1] 边振甲. 科学探索餐饮安全监管新思路 [J]. 行政管理改革, 2011 (9): 27-30.

[2] 蔡超雄. 餐饮单位食品安全风险点及防控 [J]. 中国食品, 2018 (24): 122-123.

[3] 曹爽. 食品安全管理监督对经济创新发展的影响 [J]. 食品安全导刊, 2023 (24): 42-44.

[4] 陈果, 张利, 张斓君. 疫情防控常态化下酒店餐饮安全管理对策 [J]. 食品与机械, 2022, 38 (6): 237-240.

[5] 陈雯. 新形势下的食品安全行政执法问题研究 [J]. 食品安全导刊, 2023 (24): 4-6.

[6] 陈志铨, 冯若乔, 朱小洁, 等. 餐饮安全控制系统的构建研究 [J]. 中国农村卫生事业管理, 2008, 28 (3): 216-219.

[7] 董财. 基层餐饮安全存在的主要问题及建议 [J]. 现代食品, 2020 (11): 154-155.

[8] 杜春生. 实施 HACCP 管理　提高餐饮企业安全管理 [J]. 中国食品, 2019 (12): 135-137.

[9] 方思佳, 卢丞文. 浅谈转基因食品安全性 [J]. 现代食品, 2020 (13): 135-137.

[10] 郭利芳, 乔支红, 杨国斌. 餐饮食品安全 [M]. 武汉: 华中科技大学出版社, 2021.

[11] 郭元新. 食品安全与质量管理 [M]. 北京: 中国纺织出版社, 2019.

[12] 韩美兰, 邱伟强, 谢晶. 浅谈高校食堂餐饮安全管理现状及对策 [J]. 食品安全导刊, 2017 (34): 66-67.

[13] 郝梓萌, 刘晓晨, 孙德胜, 等. 转基因食品的安全性评价与管理 [J]. 食品安全导刊, 2022 (32): 156-158.

[14] 洪闯. 餐饮场所消防安全管理现状与对策 [J]. 决策与信息旬刊, 2013 (10): 101-102.

[15] 胡静, 袁金明, 唐贝. 饭店企业餐饮食品卫生安全管理浅析 [J]. 中国集体经济, 2008 (Z1): 62-63.

[16] 金莹. 浅谈餐饮业消防安全管理策略 [J]. 科技创业家, 2012 (14): 170.

[17] 乐亚琦. 食品质量管理中食品安全风险分析的应用 [J]. 食品安全导刊, 2023 (24): 7-9.

[18] 李培, 龙绪伟. 大型餐饮加工场所消防安全管理研究 [J]. 中外食品工业, 2021 (11): 193-194.

[19] 刘昕. 完善食品安全管理体系框架的构想 [J]. 中国食品学报，2007，7 (2)：1-4.

[20] 刘永能. 食品质量检验中存在的问题及对策分析 [J]. 食品安全导刊，2023 (18)：182-185.

[21] 刘玉敏. 探索餐饮安全监管评估体系的创新思路 [J]. 中国保健营养，2015，25 (15)：395.

[22] 楼明. 我国餐饮行业存在的食品卫生与安全问题及其控制措施 [J]. 江苏商论，2006 (8)：19-21.

[23] 吕保国. 餐饮业的安全管理与服务创新 [J]. 现代商业，2013 (34)：56.

[24] 邵月朗. 探讨高校餐饮安全监督管理工作的有效措施 [J]. 科教文汇，2014 (4)：166-167.

[25] 石贵银. 浅谈做好酒店餐饮业的消防安全管理工作 [J]. 新西部（下旬刊），2015 (6)：67，83.

[26] 石琳. 转基因食品检测技术与安全性评价 [J]. 现代食品，2020 (18)：148-150.

[27] 苏来金. 食品安全与质量控制 [M]. 北京：中国轻工业出版社，2020.

[28] 汤玲. 探索餐饮安全监管新思路 [J]. 临床合理用药杂志，2014 (17)：115-116.

[29] 王东. 高校食堂餐饮安全管理问题研究 [J]. 现代食品，2019 (24)：60-61.

[30] 王新龙. ISO22000 食品安全管理体系在食品企业的建设与导入 [J]. 科技视界，2019 (20)：269-270，255.

[31] 王子骞，陈彦宇，齐俊生. 转基因食品的安全性探讨 [J]. 农业与技术，2020，40 (21)：175-177.

[32] 吴克栋. 高校食堂餐饮卫生安全管理的现状及其对策 [J]. 宿州教育学院学报，2011，14 (1)：69-70，76.

[33] 吴林海. 食品安全风险：引发因素、传导机制、演化特征及治理 [J]. 江西社会科学，2023，43 (9)：176-186.

[34] 薛秀英，刘红娥. 27 例亚硝酸盐中毒的急救及护理 [J]. 护理研究，2007，21 (24)：2192-2193.

[35] 燕娜娜，崔敏，徐伟杰，等. 食品安全标准在食品安全管理实践中的应用探讨 [J]. 中国标准化，2023 (20)：159-162，171.

[36] 杨春敏. HACCP 在网络餐饮安全监管中的应用研究 [J]. 现代食品，2017，12 (23)：45-47.

[37] 余小高，朱晓波，瞿静宜，等. 基于大数据的校园餐饮安全预警模型研究 [J]. 长

江信息通信，2022，35（8）：157-159.

[38] 张海东. 基于食品安全现状探讨我国食品安全管理策略［J］. 中国食品工业，2023（16）：52-54.

[39] 张蕊石，王琤华，白海青. 甲醇中毒对视网膜损害的研究进展［J］. 眼科新进展，2005，25（1）：93-95.

[40] 张志伟，王孔伟. 食品安全检测的问题与对策分析［J］. 食品安全导刊，2023（25）：13-15.

[41] 赵建民. HACCP 管理体系在北京奥运餐饮安全管理中的运用［J］. 饮食文化研究，2007（2）：70-82.

[42] 赵京桥. 基于产业发展视角的中国餐饮业食品安全研究［J］. 商业研究，2014（12）：68-73，113.

[43] 周君. 食品微生物检验质量控制路径研究［J］. 食品界，2023（8）：73-75.

[44] 周松. 连锁酒店餐饮食品质量安全管理研究［J］. 食品工业，2017，38（12）：228-230.

[45] 朱孔岳. 食品安全管理体系建设发展研究［J］. 科技与生活，2012，4（24）：226，174.

[46] 祖未希. 浅论连锁酒店餐饮食品质量安全管理［J］. 现代食品，2019（5）：5-7.